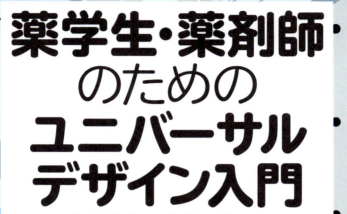

薬学生・薬剤師のためのユニバーサルデザイン入門

共生社会の実現に向けて

石崎真紀子・前田初男 著

化学同人

※「フルカラーの図を化学同人 HP に掲載」と記載のある図については，右の二次元バーコードまたは下記 URL から本書のウェブページにアクセスするとフルカラー画像への案内がございます．

https://www.kagakudojin.co.jp/book/b652190.html

薬学と「ユニバーサルデザイン(UD)」教育

　兵庫医療大学（現兵庫医科大学）は，2007年4月に開学し，その翌年，私たちは薬学部でUD研究会を発足させました．また，2008年2～6年が学年横断的にテーマを掲げて自由に学ぶゼミ形式の学習プログラム「長期密着型ゼミナール」が特色あるカリキュラムとして立ち上がると「課題解決型UDゼミ」に発展させ，大学内外で体験的な学習をしてきました．また，同時に，薬の色を見やすくする背景色などのカラーUD研究に取組み，UDの商品開発も行ってきました．当時，薬学部において，UDの教育や研究を取り上げたことは，非常に珍しかったと記憶しています．

　しかし，私たちがUD教育をスタートした2000～2010年代は，兵庫県も神戸市も，行政の施策としてUDを積極的に取り組んでいた時期で，私たちの活動の場や人的交流の場は身近に多くありました．私たちは，神戸UD商品開発研究会などに参画し，UDに取り組む企業の方々から，商品の先に見えるさまざまな障害のある方々のことを学び，またそのご縁から，障害者の方々をリードユーザーとして迎え，大学内で市民参加型の薬のUDを考えるワークショップや，障害者の方が講師となる体験型講義を企画し，学生たちも参加しました．さらに，アクセシビリティの祭典を主宰する特定非営利活動法人アイ・コラボレーション，視覚障害者の支援をする神戸の市民団体「眼の会」，そして公益財団法人こうべ市民福祉振興協会など，さまざまな方々にUD学習の場や講義を提供いただきました．この場を借りて心より御礼申し上げます．

　このような経緯を経て，2015年からは薬学部1年次生を対象とする必修科目として「ユニバーサルデザイン論」がカリキュラムに組み入れられることとなり，学生は理想のUD薬局を考え，薬のUDについての知識や障害のある人の不便をイメージし，共感できるように基礎的な知識やサ

ポートの方法を学んでいます．本書は，これらの内容を拡大したものです．

　現在，学生たちの多くは小・中・高校時代に UD について一度は聞き，学んだ経験をもっています．しかし，大学で UD を学ぶ機会がないために，高校までに身につけた UD マインドが希薄になっていくのは非常にもったいないことです．医療人として，ほかの職業人より障害のある人や高齢者，体調の悪い人に接する機会がある学生たちに，いま一度，UD を学び直していただきたいと思っています．そして，薬剤師の皆さまにも，改めて UD について興味をもっていただきたいと思っています．それは，今また，UD にとって新たな時代が到来したといえるからです．

ユニバーサル社会の実現に向けて

　ロン・メイスが 1980 年代に提唱した「ユニバーサルデザイン」の概念は，1990 ～ 2000 年代にかけて日本の社会にも定着しハード分野からソフト分野まで「共生社会」の実現を目指して UD を広めてきました．

　これらの流れは，東京 2020 オリンピック・パラリンピック競技大会の開催決定を契機に，再び大きく動き出しました．それまでの日本のバリアフリーや UD を改めて見直し，開催都市だけでなく，全国の市区町村まで一体化した連続性のある「ユニバーサルデザインの街づくり」と「心のバリアフリー」による「共生社会づくり」を目指すことが，今後，インバウンドを含めますます多様化する利用者のニーズに対して不可欠であることが再認識され，まさしく，日本における UD は新たな次元に入ったといえます．

社会と薬学

　令和 4 年度改訂版「薬学教育モデル・コア・カリキュラム」の中で，「薬剤師として求められる基本的な 10 の資質・能力」が改訂されました．従来の「薬剤師としての心構え」と「患者・生活者本位の視点」は「プロフェッショナリズム」として発展し，新たに「総合的に患者・生活者をみる姿勢」と「情報・科学技術を活かす能力」が追加されました．そして，今後「大

はじめに 薬学と「ユニバーサルデザイン（UD）」教育

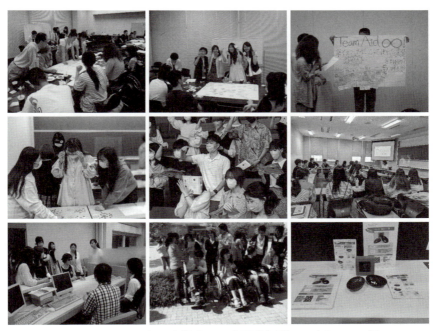

2008〜2023年　大学内での市民参加型ワークショップや課題解決型 UD ゼミ活動の風景

きく変貌する社会で活躍できる薬剤師を想定した教育」が求められていきます．大項目の一つ，「B 社会と薬学」では，「社会の変化や多様化を踏まえて，社会や地域の課題を自ら抽出・発見し，解決に向けた方策を考え実践する力を身に付ける」ことが必要とされています．

これからの薬剤師には，専門分野における知識のみならず，社会人としての幅広い教養や高い倫理観，論理的思考力の醸成が求められます．これらのニーズに対応するため，まず多様な立場の人々とのコミュニケーション力や共感力を，異なる分野の人との交流で磨いていきましょう．そして，医療分野だけでなく，日々変容している社会についても興味をもちましょう．

UD は，建築分野から始まり，実に幅広い業界，分野で実践，発展，研究されてきました．現在では，医療機関や製薬会社でも広く取り組まれて

v

います．本書が将来，社会に貢献できる薬剤師に必要な俯瞰力，思考力，行動力の涵養の一助になることを願っています．

武庫川女子大学の大川恭子先生には，薬剤師の立場から，専門的で貴重なご助言をいただきました．また，化学同人編集部，大林史彦氏には本書の出版に際しまして，たいへんお世話になりました．ここに深く感謝申し上げます．

2024 年 12 月   筆者

目　次

第1章　ユニバーサルデザイン（UD）の成り立ち　　1

1.1　ユニバーサルデザインが生まれるまで ……………………………… 1
1.2　日本におけるユニバーサルデザインの序章 ……………………… 19

第2章　日本で発展するユニバーサルデザイン　　33

2.1　日本社会とユニバーサルデザイン ………………………………… 33
2.2　東京 2020 大会で加速した UD ……………………………………… 40
2.3　情報提供のアクセシビリティ ……………………………………… 50

第3章　患者の多様性（ダイバーシティ）と求められる対応　　59

3.1　高齢者について（加齢による身体能力の低下）………………… 59
3.2　障害のある人への対応 ……………………………………………… 64
3.3　肢体不自由 …………………………………………………………… 66
3.4　視覚障害 ……………………………………………………………… 73
3.5　聴覚障害 ……………………………………………………………… 80
3.6　内部障害 ……………………………………………………………… 86
3.7　オストメイト ………………………………………………………… 92
3.8　知的障害 ……………………………………………………………… 98
3.9　精神障害と精神障害者 ……………………………………………… 105

第4章 薬の色とカラーユニバーサルデザイン　　111

4.1　国内錠剤の色 ……………………………………………… 111
4.2　カラーユニバーサルデザイン ……………………………… 114
4.3　色弱について ……………………………………………… 116
4.4　高齢者の色覚変化 ………………………………………… 122

第5章 患者と薬剤師の間のユニバーサルデザイン　　127

5.1　期待される薬剤師像 ……………………………………… 127
5.2　内服薬のユニバーサルデザイン ………………………… 132
5.3　外用薬：点眼剤のユニバーサルデザイン ……………… 153
5.4　外用薬：貼付剤のユニバーサルデザイン ……………… 157
5.5　外用薬：軟膏のユニバーサルデザイン ………………… 160
5.6　市販薬のユニバーサルデザイン ………………………… 163
5.7　子どものためのユニバーサルデザイン ………………… 166

第6章 薬局のユニバーサルデザイン　　173

6.1　薬局機能情報提供制度：自分に最適な薬局選び ……… 173
6.2　薬局のユニバーサルデザインとは ……………………… 178
6.3　駐車場から薬局に入店まで ……………………………… 179
6.4　入店から受付 ……………………………………………… 187
6.5　待合室（設備） …………………………………………… 192
6.6　待合室（快適な環境） …………………………………… 202
6.7　一部負担金の徴収 ………………………………………… 205
6.8　事前の情報提供 …………………………………………… 207

第1章 ユニバーサルデザイン（UD）の成り立ち

　「薬や薬局における UD」を考える前に，「UD とは何なのか」を理解する必要があります．第1章では，UD が誕生するまでの経過を，アメリカの時代背景や影響を及ぼした世界的な福祉理論とともに解説します．そして，日本の UD について，今日まで大きく広がった理由，各分野の UD，今後重要となる情報のアクセシビリティについて解説します．

1.1　ユニバーサルデザインが生まれるまで

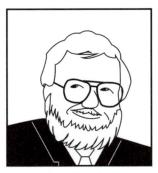

ロナルド・メイス

　UD は，アメリカノースカロライナ大学の教授で建築家のロナルド・メイス（以下，ロン・メイス）が 1980 年代に提唱した概念です．彼が 1980 年代に UD を発表したのは偶然ではなく，社会の変化の中で人々のニーズ（必要性）やウォンツ（願望・欲求）がロン・メイスを通して体現した結果ともいえます．そして，彼自身が障害者であるという個人的な体験も大きくかかわっています．まず，アメリカで UD の概念が生まれるまでの時代背景を見ていきましょう．

1.1.1　発祥地・アメリカの時代背景
「ノーマライゼーション」の世界的広がり

　「障害がある人も，障害のあるままで，障害のない一般市民と同様の生

1

活と権利が保障されなければならない」という北欧の社会福祉理念「ノーマライゼーション」の考え方は，1960年代，瞬く間に世界中に広まりました．

　1946年のスウェーデンの障害者雇用検討委員会の報告書で，障害者の社会的不平等をなくすために，障害者の生活や雇用状況を「ノーマライゼーション化」することが必要であるという内容が「ノーマライゼーションの原理」の下に明記されました．

　その後，世界で初めて「ノーマライゼーション」が明文化され，法律が制定されたのは，隣国のデンマークでした．1950年代，デンマークの社会省担当官であったニルス・エリク・バンク-ミケルセンは，巨大施設に隔離され，劣悪な環境で収容されていた知的障害者の処遇に疑問をもっていました．そして，わが子の処遇の改善を願う知的障害者の親の会の活動に共感した彼は，彼らの要請を「ノーマライゼーション」の理念として盛り込んだ法律(1959年デンマーク法)の制定に尽力したのです．

　1960年代に入ると，スウェーデンのベンクト・ニィリエが「ノーマライゼーション」の理念を国際的に広め，国や社会の障害者への対応が「庇護」から「自立」へと大きく変換していくことになります．やがて1975

一口メモ　　　　　**ノーマライゼーションの意味**

　「ノーマライゼーションの生みの親」ともいわれるデンマークのバンク-ミケルセンの1976年の論文では，ノーマライゼーションを以下のように説明しています．

- (障害のある人たちを) ノーマルな人にすることを目的としているのではなく，その障害をともに受容することであり，彼らにノーマルな生活条件を提供する
- 市民権をも含む，生活のあらゆる場面においてほかの人々と同等な立場に置かれるべきである
- 市民権とは住居と教育と仕事の権利，また市民権は投票権，結婚する権利，子どもを生む権利，性生活を営む権利を意味している

ノーマライゼーションの8原則

「ノーマライゼーションの育ての親」ともいわれるスウェーデンの知的障害者連盟のベンクト・ニィリエは，「知的障害者は，ノーマルなリズムに従って生活し，ノーマルな成長段階を経て，一般の人々と同等のノーマルなライフサイクルを送る権利がある」とし，ノーマライゼーションの具体化の指標として8つの基本的枠組みを示しました．

① 1日のノーマルなリズム
② 1週間のノーマルなリズム
③ 1年間のノーマルなリズム
④ ライフサイクルにおけるノーマルな発達的経験
⑤ ノーマルな個人の尊厳と自己決定権
⑥ その文化におけるノーマルな両性の形態
⑦ その社会におけるノーマルな経済的水準とそれを得る権利
⑧ その地域におけるノーマルな環境形態と水準

年に国際連合が採択した「障害者の権利宣言」の根底を支える理念にもなり，1981年の「完全参加と平等」をテーマとした「国際障害者年」の宣言へと繋がっていきます．

障害者の増加とバリアフリーデザイン基準

　一方，アメリカでは1950年代，第二次世界大戦で負傷した帰還兵や，当時，猛威をふるったポリオ感染で障害を負った人が増えました．1960〜70年代には，自動車の増加に伴う交通事故や，ベトナム戦争で負傷した兵士の復員などで，さらに障害者が増えます．また，このころアメリカでは高齢化が進み，医療の進歩のお陰で命を失うことなく障害をもって生きていく人も増えてきました．その結果，それまで，「ミスター・アベレージ」といわれる健康な成人男性のサイズや身体能力を基準として作られてきた公共施設や建築物では使いづらさを感じる人が出てきました．

　このような中，1961年に，世界初のバリアフリーのデザイン基準とい

われる「アクセシブル&ユーザブルデザイン基準 ANIS A117.1（以降バリアフリーデザイン基準）」が策定されます．しかし，まだ簡単な内容で強制力はない状態でした．

人権運動の高まりと建築バリア法

1950年代半ばから60年代半ばのアメリカでは，人権運動が活発化していました．マーティン・ルーサー・キング・ジュニアは，プロテスタントバプテスト派の牧師であり，アメリカ公民権運動の指導者として，非暴力による人種差別撤廃を掲げ，凶弾に倒れるまで精力的に活動しました．公民権運動は，その後1964年の人種差別を禁止する「公民権法」制定に繋がります．

人権に対する意識の高まりは，急増しつつあった障害者の人権運動にも大きな影響を与えました．ロン・メイス自身も障害者の人権運動に長くかかわったといわれています．前述のバリアフリーデザイン基準の策定も例外ではありません．そして，1968年には世界初といわれるバリアフリー法「建築バリア法」も制定され，連邦政府の資金を用いて設計，建築，改築する建築物について，基準への適合を義務付けました．

アクセシブル・ハウジングとリハビリテーション法504条

このような流れの中で，1970年代，アメリカでは増加する障害者のために「アクセシブル・ハウジング」が多く建設されました．しかし，バリアフリーデザイン基準の運用によって建築した住宅は，障害者対応に偏りすぎており多様な障害者には不十分でした．また，同居する家族にさえ使いにくかったため不評で，70年代後半に入ると住宅建設業界から批判が起こります．

ちょうどそのころ，1973年に制定されたリハビリテーション法504条の施行規則が1977年に整備され，その実効性が強化されます．504条に基づき「連邦政府機関が実施したプログラム，連邦資金援助を受けたプログラム，連邦での雇用，連邦政府と契約した者について，障害に基づく排

除・差別を禁止する」という趣旨から，住宅業界への締め付けも強化されたことによって，さらに反発が増大したのでした．

ADA法と公正住宅修正法

障害者に特化したアクセシブル・ハウジングが問題化する中，1980年，バリアフリーデザイン基準は統一的・具体的な内容を加え大幅に改定されることになります．1974年にバリアフリー・エンバイロンメンツという会社を設立し社長であったロン・メイスは，この改定とノースカロライナ州の建築基準の改定に同時に携わります．そして，この体験からUDの概念に繋がるヒントを掴みます．つまり，障害者に特化したデザインは障害者以外には使いにくいと考えられているが，みんなに使いやすくできるというアイデアです．

1988年に成立した住宅に関する各種差別の禁止を明示する法律「公正住宅修正法（FAHH）」のガイドラインには，ロン・メイスもかかわります．その中で，アクセシブルを基本としながら住む人に応じた設備と合体させることで，多くの人に対応できる「アダプタブル・ハウジング」の設計が登場します．この過程でUDの概念をより強固なものにしたロン・メイスは，アクセシブルハウジングセンター（後にユニバーサルデザインセンターに改名）を設立します．

1990年，リハビリテーション法504条を踏まえ，「公民権法」以来最も重要な法令の一つとされる「障害をもつアメリカ人法（ADA法）」が制定され，障害者の差別が全面禁止されました．

UDの概念の誕生にかかわりの深い取組み・法整備についてADA法に至るまでの過程を表1-1に簡単にまとめました．

1.1.2 ユニバーサルデザインの概念
「人権保障」と「市場性」の両立

1961年に策定された，全米初であるバリアフリーデザイン基準に基づくバリアフリー化は，1970年代には公共の施設や個人の住宅まで広がっ

第1章　ユニバーサルデザイン（UD）の成り立ち

表1-1　「ADA法」に至るアメリカでの重要な取組み・法整備などの略年表

年	取組み・法整備など
1950～60年代	北欧の社会福祉理念「ノーマライゼーション」が世界に拡大（障害者への対応を庇護から自立へ概念の転換）
1961年	「建築物および設備を身体障害者にも利用可能にするためのアメリカの基準仕様書（アクセシブル＆ユーザブルデザイン基準）ANSI A117.1」の制定（世界初のバリアフリーデザイン基準；強制力なし）
1968年	「建築バリア法（ABA）」制定（世界初のバリアフリー法）（連邦政府の資金を受けた建築物や施設をバリアフリーにする）
1973年	「リハビリテーション法504条」の制定（障害者の公民権法的な法律）
1974年	国連バリアフリー専門家会議の開催（世界的課題「バリアフリー」の共有認識）ロン・メイスがバリアフリー・エンバイロンメンツ社設立（障害者と高齢者のためのデザイン専門事務所）
1977年	「リハビリテーション法504条」施行規則の制定
1980年	「建築物および設備を身体障害者にも利用可能にするためのアメリカの基準仕様書（ANSI A117.1）」の改定（強制力あり）
1981年	国際障害者年（2006年「障害者の権利に関する条約」に繋がる）
1985年	ロン・メイスが論文で「ユニバーサルデザイン」を発表〔R. Mace, Universal Design: Barrier Free Environments for Everyone. *Designers West*, **33**, 147 (1985)〕
1988年	「公正住宅修正法（FAHH）」の成立（概念「アダプタブル・ハウジング」の導入とUDへの布石）
1989年	ロン・メイスがノースカロライナ州立大学にアクセシブルハウジングセンター（後にユニバーサルデザインセンターに改名）を設立
1990年	「障害をもつアメリカ人差別禁止法（ADA）」の制定（職場，公共施設，商業施設，交通機関，情報通信の差別を禁止する人権法）

ていきました．子どものころに小児ポリオに罹患し，自身が車いすを利用する障害者でもあるロン・メイスは，障害者や高齢者のためのデザインを手がけるバリアフリー・エンバイロンメンツ社を設立した70年代から，「障害者を特別扱いさせない」デザインを意識していたようです．そして，障害者に特化したアクセシブル・ハウジングを利用者と建築家の両方の立場から見直し，障害者のニーズを満たしながら，より多くの人のニーズにも対応するデザインにすることで「人権保障」と「市場性」の両立を目指しました．

「ユニバーサルデザイン」の誕生

　提唱者であるロン・メイスが最初に「UD」という言葉を使ったのは，1985年の「デザイナーズ・ウエスト」への投稿論文です．そこで彼は「UDとは，安く，あるいは追加費用なく，最初から障害のある人だけでなくすべての人にとって機能的で魅力的になるようデザインする方法」であり「UDは高齢化により身体的制約を持つ人たちのニーズに対し経済的に可能とする唯一の方法」と述べています．1980年代後半，UDは「年齢や能力の違いにかかわらず，できる限り多くの人が，可能な限り最大限に使いやすい製品や建築，環境のデザイン」という概念として，広く行きわたります．

　その後，1989年にノースカロライナ大学に「アクセシブルハウジングセンター」（後のユニバーサルデザインセンター）を設立し，UD商品の開発研究に取組み，UDは公共施設だけでなく，製品やサービスにも取り入れられ，広く市民生活に受け入れられるようになります．初期に彼が考えた概念は，集約すると以下の3つになります．

【ユニバーサルデザインのポイント】
① すべての人を対象にしたデザインである
② 機能的で魅力的である
③ 経済的である

バリアフリーとの比較

　アメリカでは「バリアフリー」の概念は，「UD」が生まれるより前に，障害のある人や高齢の人の社会生活上の特定の障壁（バリア）を取り除くデザインという意味で存在しました．しかし一般的ではなく，限られた人の中で，たとえば車いすで移動する課題に対してなど限定的に使われていたようです．前述の1961年の世界初の「バリアフリーデザイン基準」も「バリアフリー」という言葉でなく，「アクセシブル＆ユーザブル」という言葉が使われました．「アクセシブル」は，接近できる，すなわち自分が使

いたいものや環境を得ることができる、「ユーザブル」は、使える、ものや環境を効果的に利用することができると解釈できます。

　1970年代後半になり、1961年のバリアフリーデザイン基準が運用しづらくなった根幹には、「バリアフリー」は障害のある特定の人のものであり、障害のない人には必要とされないものといった考え方や、バリアをもつ人ともたない人を区別することが原因であるとロン・メイスは考えました。1980年にこのデザイン基準が改定されたとき、ロン・メイスは、バリアをもつ人ともたない人を区別するのではなく、すべての人が使えるデザインにすべきだと考えたのです。

「誰も皆、いつかは障害をもつ」

　ロン・メイスがすべての人が使えるデザインとして「UD」を提唱した前提には「誰も皆、いつかは障害をもつ」という考え方があります。今は障害がなくても、人は加齢によって身体機能が低下し、今までできていたことができなくなります。時間経過の中で変化するニーズや、一緒に暮らす障害のない家族のニーズなどに視点を拡大することで「UD」の考え方が生まれたといえるでしょう。

　将来、足腰が弱くなり、杖を使用して歩く自分や、車いすに乗っている自分を想定することは、若く健常な人には困難なことかもしれませんが、未来に備えて、あらかじめ階段の傍らにスロープを付けておけば、あとで大掛かりな改造をするよりも効率的で費用も安く抑えられます。「改造することなく、また特殊なものではなく、最初からすべての人に使いやすいデザイン」は経済的なデザインでもあります。

ユニバーサルデザインは売れる商品

　自身が障害をもっているロン・メイスは、「特別である」「特殊である」という機能や一部の利用者を前提とした「バリアフリー」に対して、課題を感じていました。特別なものとして、特別な市場で扱われると値段が高くなり、情報も少なく入手しづらくなるためです。「一般品として、一般

の流通ルートに乗せることでコストが下がり多くの人が使え，生産者の商売上の危険性も少なくできる」といっています．

すなわち，障害・高齢者専用に作られた「特別なもの」は，多くの人が使用できない，あるいは，多くの人を購入対象として作られないために生産量が少なく，高額になりがちです．さらに，限られたところでのみ販売され，情報も得にくいという問題も生じてきます．しかし，特定の利用者だけでなく，障害のない人にとっても機能的で魅力的なデザインであれば，求める人も増えます．売上が見込めると，大量に生産することも可能になります．大量に作れば価格も抑えられるので，購入できる人も増えます．多くの人が求める商品は，利益が上がるので販売する店も多くなり，いわゆる地価の高い都市中心部のアクセスのよい場所の店でも取り扱われ，さらに購入しやすくなります．魅力的なデザインは，メディアでも取り上げられやすいので，必要な人が情報を得やすくなるなど，好循環が生まれます．

バリアフリーとともに

アメリカではバリアフリーから，アクセシブルまたユーザブル，そしてUDへと，環境やモノを使用する人の立場によって解釈や意味を広げながらデザインの概念が発展してきました．日本でも「バリアフリー」は「UD」以前から，バリア(障壁)を除くためのデザインとして高齢者や障害者などの円滑な移動に寄与し，社会参加を推し進めてきました．

しかし現在ではバリアフリーとUDは，特定の人のものか，一般の人も使用できるものかという境界線だけで分けられるものではありません．たとえば，車いすの人のために設置されるスロープは階段などの段差を解消するバリアフリーですが，一般の人もキャリーバックを引いているときやベビーカーを押しているときに日常的にも使用しています．多目的トイレは，多くの人が利用できるのでUDですが，普段は必要とする人のためになるべく利用しないでおこうと配慮します．開発当初に対象としていた人だけでなく，使用する人がどんどん多様になればバリアフリーだったものがUDになります．同時に，UDとして多様な人が使用できるデザイ

ンや設備をたくさん設置することで，障害のある人がさらに使いやすくなるなど，両者は深くつながり合っています．また，特定の人のためのバリアフリーは技術の進歩を背景に，よりカスタマイズされ，過去に不可能だったことを将来的に可能にしていくことを目指します．確かなことは，バリアフリーと UD という二つの概念の両方が必要だということです．

1.1.3 ユニバーサルデザインのものづくり

UD のいう「すべての人に使いやすい製品」は，厳密には存在しないといってよいでしょう．「すべての人」とは，「今より少しでも多くの人」です．「今より少しでも多くの人」が使いやすい製品を目指してものづくりを継続していくことで「すべての人」が使いやすい UD に近づきます．ロン・メイス自身も，UD について，①特定の問題を解決する新しいデザイン；②問題があったデザインの改善；③新技術の成果；④使用方法の見直し，などさまざまなアプローチがあると言及しています．

ユニバーサルデザイン的進化

今，私たちが便利に使用している製品の中にも，UD 的な進化を見出すことができます．良い例が一般家庭の照明器具のスイッチです．昭和初期の照明器具は，スイッチ式ソケットライトでした．天井からつり下がったソケットについているスイッチに，背の高い大人は届きますが，子どもや腰の曲がった高齢者など，届かない場合は踏み台に乗って点灯・消灯していました．やがて，壁にスイッチが設置されるようになると，誰でも簡単に照明をオン・オフできるようになり，飛躍的に便利になりました．さらに，スイッチ面が大きくなり，小さな子どもにも届きやすく，暗闇の中や，目の不自由な人にも探しやすいので利便性が高まりました．そして，今ではセンサーライトが普及しています．人が入室すると自動で点灯し，退室すると消灯しますので，両手がふさがっているときに便利で，消し忘れもなくなりました．製品が進化するたびに使える人が増え，便利さが高まるのが UD 的進化といえます．

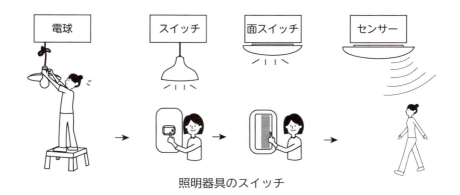

照明器具のスイッチ

バリアフリーがユニバーサルデザインに

1980年代に日本でヒット商品となった温水洗浄便座（東陶機器社製：現TOTO社製）もUDです．原型はアメリカの病院や福祉施設に向けて，痔の患者や障害のある人のために作られたそうです．これに目を付けた同社が，水量，水温，水圧，注水角度，便座の位置，操作しやすさなど，20年近く研究を重ね，日本の一般家庭向けの仕様に改良し，今では各家庭で利用されるほど普及しました．特定の人のニーズが多くの人にも求められることに着眼し，特殊品が一般品になった例として有名です．

ものづくりの担い手の教育

1960〜70年代の日本において，高度経済成長時代の企業のデザイナーは，消費者に文化的生活を広める製品や，より新しく高い機能を盛り込んだ製品を提供するため，斬新で美しいデザインを目指していました．そのころは，消費者として使いづらい人のことよりも，若くて購買力のある年代を対象にした商品開発が主流だったといえます．

しかし，市場が成長段階から成熟し，さらに1990年代に市場が飽和状態になり，同時に消費者ニーズの多様化が進むと，企業は消費者心理をマーケティング調査してものづくりをするようになりました．その結果，それまでの少品種大量生産体制から，さまざまな消費者のニーズに合わせて多品種少量生産の体制に変化します．さらに2000年代以降は，商品その

11

ものだけでなく，企業の社会貢献に対する姿勢（CSR；Corporate Social Responsibility）が市場で評価されるようになります．

UD も社会貢献の一端として捉えられ，多くの企業で取組みが広がります．これまでの商品では使いづらかった障害のある人や高齢者などの視点をものづくり段階で包含するようになっていきました．具体的には，製品化の初期の現状分析，課題抽出，解決策の決定，試作評価の段階において多様な利用者の意見を求め，さまざまなユーザビリティ調査をすることで UD を基盤とする「ものづくり」が行われるようになってきました．

スパイラルアップ

UD のものづくりや事業を進めるためには「スパイラルアップ」が重要だといわれています．今は解決できない問題も，将来の技術革新により解決できることもあります．資金，人材などの状況が進化することで可能となることもあります．何よりこれまで培ってきた経験が生かされます．そのように段階的，継続的に取り組んでいくことが「スパイラルアップ」です．

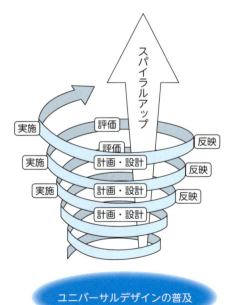

一般的なものづくりには［計画］Plan →［実施］Do →［評価］Check →［反映］Act の過程があります．計画段階から利用者に参画してもらい，ニーズを取り入れてものづくりをします．そして，できたものが計画通りか，使いにくさはないか，あるとしたらどこで，なぜなのかを評価し改善します．

この過程を繰り返し，らせん状のように繰り返し行い，より良いもの

にしていくことが重要です．これは，ものづくりだけでなく，街づくり，仕組みづくり，そしてそれらを社会全体で実現していくときにも有効なプロセスです．

「スパイラルアップ」は，2005年の国土交通省の「ユニバーサルデザイン政策大綱」においても，ユニバーサルな社会環境の実現のために必要な取組みとして推進されています．

1.1.4　ユニバーサルデザインの7原則

「ユニバーサルデザインの7原則」は，1994年から数年をかけて全米の建築家や製品デザイナー，技術者，環境デザインの専門家などからなるグループにより「ユニバーサルデザインセンター」において作られました．「原則」という言葉から，7項目すべてを満たすデザインでなければならないと思われがちですが，そうではありません．利用者目線でデザインを考えるとき，また既存のデザインを改善するとき，この原則に立ち返ることで，新たな視点が見つかります．

7原則は，①原則：簡潔かつ覚えやすく表現された基本的な考え方，②定義：デザインをするための簡潔な方向付け，③ガイドライン：基本要件で構成されています．以下，原則とガイドラインをまとめました．これらの原則を，例に挙げた製品を題材として確認してみましょう．製品によっては，一つの原則だけでなく複数の原則を満たしているものも珍しくありません．その点に留意してください．

原則1　Equitable Use（誰でも公平に使える）

ガイドライン：① 誰でも同じ使い方か，同等の使い方で使用できる．

② 誰も嫌な思いや差別を感じない（特別視されない，引け目を感じない）．

③ プライバシーと安心感，安全を公平に確保できる．

④ 誰にとっても魅力的なデザインである．

［例］(1) 自動ドア：車いすの人，目の不自由な人，ベビーカー使用者，

荷物をもっている人，子どもを抱いている人，介助者を同伴の人，両手がふさがっている人など，誰でも前に立つだけで扉が開く．

(2) ノンステップバス：ステップがない低い床面のバスで，乗降時車体が傾き段差をなくす装置や，スロープ板で車いす使用者がスムーズに乗り降りできる．ベビーカーや高齢者や子どもにも優しいバス．

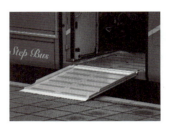

原則2　Flexibility in Use（自由度が高い，使う人の能力や好みで選べる柔軟性）

ガイドライン：① 利用者に応じた使い方が選べる．
　　　　　　② 右利き，左利きどちらでも使える．
　　　　　　③ 急いでいても正確に使える，操作できる．
　　　　　　④ 使う人の歩調やペースに合わせて使える．

[例]（1）階段，エレベーター，エスカレーターがある環境：急ぐ人，杖の人，車いすの人，疲れている人，歩行がつらい人，荷物の多い人，ベビーカーの人など，その人の状況によって選べる選択肢がある．

(2) 2通りの自動改札の幅：通常の幅（55〜59 cm）に加え，広い幅（90〜95 cm）があり，車いすの人，大型ベビーカーの人，大きな荷物の人などが通りやすい．その日の状況や人によって自由に改札を選べる．

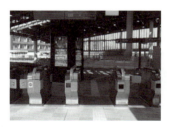

原則3　Simple and Intuitive Use（簡単で，直感的に理解できること）

ガイドライン：① 不必要に複雑でない．

② 直観的にすぐに使える．
③ 理解力や言語力で差が出ない（誰でも使い方がすぐ理解できる）．
④ 重要性の高い情報からまとめられている．
⑤ 操作途中の指示や操作後の確認を効果的に提供する．

［例］(1) レバー式の蛇口：見ただけで使い方がわかり，水の量や温度の調節も簡単にできる．

(2) ピクトグラム：内容を単純で視覚的な図で表現する絵文字．直観的に伝えることが目的なので，外国人観光客など日本語が母国語でない人，日本語の習熟度が浅い子どもや知的障害のある人，弱視や視覚が低下した人にも理解しやすい．

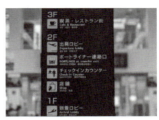

神戸空港内のピクトグラム

原則4　Perceptible Information（必要な情報がすぐに見つかること）

ガイドライン：① 視覚，聴覚，触覚など多様な手段で情報が提供される．
② 大切な情報をできるだけ強調し，識別して伝える．
③ 情報を整理，区分して使用方法の説明などをわかりやすくする．
④ 視覚，聴覚に障害がある人が補助器具や手段を使用しても利用できる．

［例］(1) 音声案内付触知案内図：総合案内やトイレの入り口などに設置されている音声案内機能付きの触知案内図．案内図のあることを音声で知らせたり，案内図上の点字や凹凸で位置関係がわかりやすい．目的地までの経路を音声案内するも

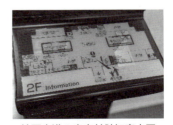

神戸空港の音声付触知案内図

のもある.

(2) 電車内の液晶モニター：行先, 停車駅, 運行状況などの情報が漢字, ひらがな, 多言語などで表示されてわかりやすい.

原則5　Tolerance for Error（うっかりミスをしても危険につながらないこと）

ガイドライン：① 危険や間違いをできるだけ最小限にする配慮をする.

　　　　　　② 危険なとき, ミスをしたときは警告を出す.

　　　　　　③ 間違っても安全なようにする.

　　　　　　④ 注意が必要な操作時に, 不注意な操作を意識せずにしてしまわない.

［例］(1) ホームドア：駅のホームで視覚障害の人や体調が悪い人, 酩酊状態の人などが線路に落ちることを防げる.

(2) 音声案内付 ATM：操作中に不都合が発生した場合も, コールセンターに自動接続され, 受話器からオペレーターが状況説明してくれるため, 店員や係員を呼ぶことなく, ATM 画面が操作でき, その場で解決できる.

原則6　Low Physical Effort（身体への負担が軽く, 楽に使えること）

ガイドライン：① 使う人に不自然な姿勢を強いない.

　　　　　　② あまり力を入れなくても使える

　　　　　　③ 同じ動作を何度も繰り返させない

　　　　　　④ 長時間, 体に無理な負担がかからない.

［例］(1) ユニバーサル自動販売機：コイン投入口や商品取り出し口, 操作ボタンが低位置にあるため, 車いす使用者や子どもが負担なく楽に利用できる.

(2) 自動改札機：急いでいるときでも，切符を購入する手間なく，ICカードなどをかざすだけで通れる．

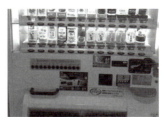

原則7　Size and Space for Approach and Use（サイズや空間が確保されていること）

ガイドライン：① 立っている人も座っている人も，重要なものが見えるよう視界を確保できる．

②　立っている人も座っている人も，操作するものに楽に手が届くようにする．

③さまざまな手や握りの大きさに対応する．

④ 補助具の使用や介助者のためのスペースを十分に確保する．

［例］(1) 多目的トイレ：車いす使用者が使用しやすいよう十分な空間や手すり，赤ちゃんや大人用のオムツ替え用のシート，オストメイト用のパウチ交換できるシンクや大きな鏡，着替え台などの設備や機能がある．

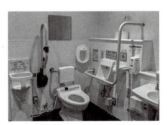

(2) 車いす用観覧席：スタジアムや劇場で設置される車いす用スペース．同伴者と別れることなく一緒に観覧できるよう工夫されている．

1.1.5　ユニバーサルデザインの類義概念

できるだけ多くのユーザーが使えるように製品・サービス・環境などをデザインする概念はUDだけではありません．アメリカ以外の国でも，さまざまな名称で提唱されています．目的が近く，専門的に掘り下げなけ

れば違いがわかりにくいため，一般的な区別や定義づけが難しい一面がありますが，以下に代表的な UD 類義概念の名称について概説します．

インクルーシブ・デザイン

イギリスの国立大学ロイヤルカレッジ・オブ・アートのロジャー・コールマン教授（現名誉教授）によって提唱されたデザインです．「インクルーシブ」は包括を意味します．できるだけ多くのユーザーを包含し，かつ利益や顧客満足などのビジネス目標に対して有効なデザインを目指す考え方です．デザインプロセスの初期段階から，従来なら除外されていた人々と一緒に取り組むことや，機能面だけでなく心理的にも満足できるデザインをつくることなどを重視しています．

デザイン・フォー・オール

直訳すると「すべての人のためのデザイン」となります．あらゆる範囲の能力・状況にある人々にとって使いやすい製品やサービス，システムを創造することを目指す概念で，UD と非常に近い取組みとして，主にヨーロッパで使用される表現です．

アダプタブル・デザイン

将来の環境や身体の変化に短時間で対応できるように，道具，住まい，ソフトウェアなどを設計する際にあらかじめ考慮しデザインするという概念です．たとえば，幅や高さの調整できる学習机やオストメイトトイレなどは，容易に，短時間で利用者する人のニーズに対応することで利用者が広がるアダプタブル・デザインです．

アクセシブル・デザイン

アクセシブル・デザインは，高齢者・障害者だけでなく，健常者の利便性の確保も目的としたデザインです．製品，サービス，建物などの設計を高齢者や障害者のニーズに合わせ従来より拡張することによって，利用で

きる顧客数を増やそうとする設計といえます．特に，人間工学，人間特性
データを用いた手法で，視覚・聴覚・触覚・操作する力に制限のある利用
者に対応して，簡単で，また効率的にアクセスできるデザインです．

共用品・共用サービス

　公益財団法人共用品推進機構は，共用品・共用サービスを「障害のある
なし，年齢の高低，言語の違いなどにかかわらず，ともに使える製品やサー
ビスのこと」と定義しています．同機構は，1991年に発足した市民団体
「E&Cプロジェクト」を基盤として1999年に発展的に現在の名称で設立
されました．共用品・共用サービスの普及を目的とした活動以外にも「良
かったこと調査」，アクセシブル・デザインの標準化，ガイドラインの作
成などにかかわっています．なお，「共用品」は一般的に「アクセシブル・
デザイン」と訳されています．

1.2　日本におけるユニバーサルデザインの序章

　1980年代から高齢化が社会問題として認識されるようになった日本で
は，1995年頃から「UD」という言葉が知られるようになり2000年代に
入りさらに広がりました．

　日本でUDが広まった時代背景と，交通機関や公共施設のバリアフリー
化，対象とする人の拡大やターミナルから周辺地域まで含めた面的拡大な
ど，バリアフリーUDが推進されてきた内容を見ていきます．

1.2.1　超高齢社会とユニバーサルデザイン

高齢化社会・日本

　UDが地方自治体の施策に取りこまれた背景として，1980年代後半か
ら始まった急速な高齢化が挙げられます．1950（昭和25）年には総人口
の5％に満たなかった高齢者率が1970年に7％を超えました（高齢化社会）．
1986年には，「長寿社会対策大綱」が策定され，高齢者を取り巻くさまざ

まな分野の課題が検討されました. さらに, 1994 年には 14 ％ を（高齢社会），2007 年には 21 ％ を超え（超高齢社会），2024 年 9 月 15 日現在は 29.3 ％ に達するなど，世界でも稀に見るスピードで高齢化が進んできました.

わが国の健康づくり施策

　高齢化とともに「健康づくり」の機運が高まったのは，1964 年の東京オリンピック競技大会が契機であったといわれています. 長期的な健康作り施策が始まった 1970 年ごろは，国民一人ひとりが「自分の健康は自分で守る」ということが前提であり，1978 年の「第 1 次国民健康づくり対策」では，健康診断の実施（疾病の早期発見・早期治療），市町村保健センターなどの基盤整備など環境整備が着実に進められました.

　1984 年に女性の平均寿命が 80.18 歳に伸びると，1988 年の「第 2 次国民健康づくり対策」では，人生 80 年時代を見据え，ただ健康であるだけでなく，いかに生きるかという人生の内容や質が意識されるようになり，80 歳になっても身の回りのことや社会参加ができるように，積極的に健康を増進する運動面からの健康作り施策が普及しました.

　2000 年の「第 3 次国民健康づくり対策」では，生活スタイルの変化に伴う，がん，虚血性心疾患，脳血管疾患，糖尿病等の生活習慣病の増加に対し，新たな健康づくり運動「21 世紀における国民健康づくり運動（健康日本 21）」が策定されました. 特に，生活習慣の改善，健康教育など，病気の発生を防ぐ「一次予防」という観点が重視されました.

　そして，2013 年には「健康日本 21（二次）」がスタートし，「健康寿命の延伸」が中心課題となりました. 平均寿命と健康寿命の差を短縮できれば，個人の生活の質（Quality of Life：QOL）の低下を防ぐとともに，社会保障負担の軽減も期待できます. 平均寿命が今後も延びることが予想されることから，持続可能な社会保障制度にも資する健康寿命の延伸が健康作りの大きな課題となっています.

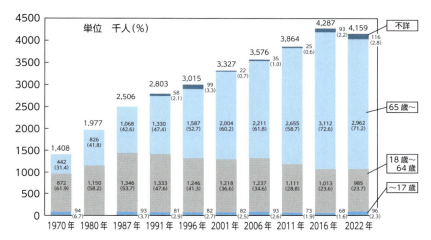

図 1-1　年齢階層別障害者数の推移
身体障害児・者(在宅)の数．厚生労働省「身体障害児・者実態調査」(～2006年)，「生活のしづらさなどに関する調査(2011・2016・2022年)」より．

高齢者の多様化

　1978年から始まった「健康づくり運動」で健康に対する意識が高まり，加齢による身体能力の低下はあっても，元気で暮らすアクティブな高齢者が増加しました．一方で，医学の進歩もあり病気になっても命を失うことなく障害とともに生きていく高齢者も増えてきました．2022年の「令和4年生活のしづらさなどに関する調査」によると，身体に障害をもつ在宅の身体障害者における65歳以上の割合は71.2%と，高齢者の割合がきわめて高いことがわかります(図1-1)．また，2022年の総人口に占める65歳以上人口の割合は29.0%ですので，在宅の身体障害者における65歳以上の割合は約2.5倍となり，高齢化によって身体に障害を抱えるケースが増えていることがわかります．

　身体能力に違いのある多様な高齢者が，以前にも増して，地域の中で意欲的に活動するようになり，安全で円滑な移動や施設の利用が不可欠になりました．生活空間のバリアフリー化とともに，UDがより一層必要とされる時代といえます．

第1章 ユニバーサルデザイン(UD)の成り立ち

1.2.2 バリアフリーからユニバーサルデザインへ

UD が広がったもうひとつの背景として，バリアフリー化の推進が着実に進んできたことが挙げられます．日本におけるバリアフリーの進展の過程を見ていきましょう．

1960 〜 70 年代：バリアフリーと福祉のまちづくり運動

1960 年代に世界中でノーマライゼーションの理念が広まると，日本でも 60 年代後半から 70 年代にかけてバリアフリー対策が各地で動き出します．表 1-2 には代表的な活動・取組みをまとめています．

1969 年の仙台の「福祉のまちづくり」は，車いす使用の当事者と市民による福祉のまちづくり運動を柱として障害者の生活圏の拡張（バリアフリー）を目指しました．障害者が外に出たときの不便を課題とし，「仙台駅に車いすで利用可能なトイレの設置を」と訴えました．当時は「バリアフリー」という言葉さえも，まだ認知度が低い時代でもあり，反社会的に捉えられたようです．しかし，大きな社会変革への提言であったこの運動は「子どもも大人も，障害のある人もない人も，ベビーカーを押す人も，誰

表 1-2 1970 年代のバリアフリーに関する代表的な取組み・法整備などの略年表

年	取組み・法整備など
1967 年	岡山県内の国道 2 号線(現 国道 250 号線)原尾島交差点周辺(岡山県立盲学校近く)に世界で初めて点字ブロックの敷設
1969 年	仙台市「身体障害者の生活圏拡張運動」開始(募金活動)
1970 年	「心身障害者対策基本法」の制定(交通機関／公共施設の整備) 大阪市内の阪和線「我孫子前」駅(大阪府立盲学校近く)プラットフォームに国鉄(現 JR 西日本)がはじめて点字ブロックを敷設
1972 年	京都市「誰もが乗れる地下鉄にする運動」開始
1973 年	仙台市「第一回車いす市民全国集会」開催 厚生省「身体障害者福祉モデル都市事業」開始
1974 年	町田市「車いすで自由に歩けるまちづくり」を目指し「町田市の建築物等に関する福祉環境整備要綱」を全国に先駆けて制定
1977 年	川崎市「川崎バス闘争」(身体障害者が乗車拒否した市バス事業者に抗議)

もが安心して利用できるまちや公共交通機関に改善すること」を目的としており，それは現在のバリアフリーやUDが目指す「共生社会の実現」を意味していたといえるでしょう．

　その後，70年代には，各地で福祉のまちづくり運動が広がります．1970年には，障害者に対する施策の基本理念を定めた心身障害者対策基本法が成立し，1973年頃から道路のバリアフリー化が始まります．車いす使用者のための段差解消や拡幅，視覚障害者誘導用ブロックの敷設，さらに高齢者や障害者に対する福祉サービスの整備など，地域の中で生活できるための環境の整備が進められていきました．

1980年代：バリアフリー化の始動

　1981年の「国際障害者年」において障害者の「完全参加と平等」が謳われると，生活環境のバリアフリー化が一層推進され，福祉のまちづくりにかかわるさまざまな法制度が整備され始めました（表1-3）．1982年には，初めて「身体障害者の利用を配慮した建築設計標準」（公共施設のみバリアフリー対象）が策定され，さらに1983年に公共交通のバリアフリーに関して初めて「公共交通ターミナルにおける身体障害者用施設整備ガイドライン」が策定されます．鉄道の駅を対象として，エレベーターや多機能トイレの設置が進み，1985年には視覚障害者誘導用の点字ブロッ

表1-3 1980年代のバリアフリーに関する代表的な取組み・法整備などの略年表

年	取組み・法整備等
1981年	国際連合が「国際障害者年」を宣言
1982年	建設省（現国土交通省）「身体障害者の利用を配慮した建築設計標準」の制定
1983年	「公共交通ターミナルにおける身体障害者用施設整備ガイドライン」（公共交通のバリアフリーガイドライン）の制定（日本で最初のガイドライン）
1985年	建設省（現国土交通省）都街発第23号・道企発第39号「視覚障害者誘導用ブロック設置指針について」の通知
1986年	「長寿社会対策大綱」の閣議決定

建築設計標準とは

建築設計標準は，すべての建築物が利用者にとって使いやすいものとして整備されることを目的に，設計者をはじめ，建築主，審査者，施設管理者，利用者に対して，ハード面やソフト面で必要とされる標準的な整備などを実際の設計でどのように企画・計画し，具現化していくかを示す適切な設計情報を提供するバリアフリー設計のガイドラインとして定めたもの（国土交通省より抜粋）で，1982年に制定以降，2021年までに6回の改正が行われています．

クの設置指針が制定されました．急速に少子高齢化が進んだ時期でもあり，1986年に「長寿社会対策大綱」が策定されています．

1990年代：バリアフリー拡大

1990年代に入るとバリアフリー化はさらに拡大していきます（**表1-4**）．アメリカにおいて1990年に「アメリカの障害者の差別を禁止する公民権法（ADA法）」が制定され，以降，日本の障害者運動の後押しとなります．1994年，日本で初めて高齢者や障害者の建築利用を考慮したバリアフリー関係法「高齢者，身体障害者等が円滑に利用できる特定建築物の建築の促

表1-4 1990年代のバリアフリーに関する代表的な取組み・法整備などの略年表

年	取組み・法整備など
1991年	大阪市交通局による「リフト付きバス」運行開始
1991年	「鉄道駅におけるエスカーターの整備指針」の策定
1993年	「鉄道駅におけるエレベーターの整備指針」の策定 障害者基本法成立
1994年	「高齢者，身体障害者等が円滑に利用できる特定建築物の建築の促進に関する法律」（ハートビル法）の施行 「公共交通ターミナルにおける高齢者・障害者などのための施設整備ガイドライン」（旅客施設編）の策定
1995年	長寿社会対応住宅設計指針案
1997年	「ノンステップバス」の運行開始

進に関する法律」（ハートビル法）が制定されます．この法律は，高齢者や身体障害者等が安心して利用できる建築物（ハートビル）の建築を促進することで，誰もが快適に暮らせるような生活環境づくりを目指したものでした．この法律により，「公共交通のバリアフリーガイドライン」は，1994年には「公共交通ターミナルにおける高齢者・障害者等のための施設整備ガイドライン」に改定されます．1995年の「長寿社会対応住宅設計指針案」では，バリアフリーの対象が私設住宅へも広がりました．

2000年代前半：総合的なバリアフリー

2000年代に入ると，バリアフリー化がさらに拡大しUDへの展開が強化されます（表1-5）．まず，2000年に「高齢者，身体障害者等の公共交通機関を利用した移動の円滑化の促進に関する法律」（交通バリアフリー

表1-5 2000年代のバリアフリーに関する代表的な取組み・法整備などの略年表

年	取組み・法整備など
2000年	「介護保険法」施行 「高齢者，身体障害者等の公共交通機関を利用した移動の円滑化の促進に関する法律」（交通バリアフリー法）の施行
2001年	「公共交通機関旅客施設の移動円滑化整備ガイドライン」（旅客施設編）および「公共交通機関の車両に関するガイドライン」（車両等編）の策定 「高齢者が居住する住宅の設計に係る指針」制定
2002年	「ハートビル法」の改正（一定の建築物におけるバリアフリー基準への適合が義務化）
2003年	「道路の移動円滑化整備ガイドライン」を策定
2004年	「バリアフリー化推進要綱」を内閣府が策定
2005年	「ユニバーサルデザイン政策大綱」の国土交通省による策定
2006年	「障害者の権利に関する条約」が国連総会にて採択（障害者権利条約） 「高齢者，障害者等の移動等の円滑化の促進に関する法律」（バリアフリー法）の施行（「ハートビル法」と「交通バリアフリー法」の発展的統合）
2007年	「公共交通機関の旅客施設に関する移動等円滑化整備ガイドライン」（旅客施設編）および「公共交通機関の車両等に関する移動等円滑化整備ガイドライン」（車両編）の策定
2008年	「バリアフリー・ユニバーサルデザイン推進要綱」を内閣府が策定

法）が施行されます．それまでの鉄道中心から，バス，旅客船，空港ターミナルも対象となり，駅構内へのエレベーター，エスカレーター，スロープなどの設置，さらに運賃表，ホームへの案内板の点字表示なども改善されます．また，地域の面的バリアフリー整備を「基本構想の策定」という形で制度化しました（※基本構想：自治体の将来の進むべき方向を定めるもので，自治体の憲法といえるもの）．さらに2002年には，ハートビル法で新規建築物（2000 m² 以上）のバリアフリー化が義務付けられます．非連続的なバリアフリーを問題化し，利用者視点の総合的なバリアフリー化が検討されました．

2004年には，「バリアフリー化推進要綱」が決定され，「誰もが社会の担い手として役割を持つ国づくりを目指して～」という現在の「共生社会の実現」にも通じる要旨の下，バリアフリーをハード，ソフト両面から取り組む方針が打ち出されました．住宅についても，2001年に「高齢者が居住する住宅の設計に係る指針」が制定され，車いすや介護で使用できる具体的な水準も明示されました．

1.2.3 ユニバーサルデザインへの期待

2000年代後半になると，UDへの期待が高まり，UDの考え方を踏まえた「公平性」「選択可能（柔軟性）」「参加」などの視点でバリアフリー化が見直され，まだ十分ではない課題に対応し，「共生社会の実現」を目指す動きが出てきます．

ユニバーサルデザイン政策大綱とは

2005年には，国土交通省により，初めて「ユニバーサルデザイン」を名称に取り入れた「ユニバーサルデザイン政策大綱」がまとめられます．この大綱では，これまでのバリアフリー化の課題を整理し今後のあるべき政策をまとめました．

1.2 日本におけるユニバーサルデザインの序章

【これまでのバリアフリー化の課題】

・バリアフリー化の対象として，知的障害者，精神障害者，外国人など多様な利用者を想定していない．

・各施設の接続部など連続性が確保されていない．バリアフリー化が，旅客施設など生活圏の一部のみにとどまっている．

・ハード面（施設整備）のバリアフリー化に重点がおかれ，情報提供の取組みや心のバリアフリーなどのソフト面が不十分．

・新築についてのバリアフリー化ばかりが進められ，既存施設も一定の進捗は見られるものの全体としての取組みは十分ではない．

　これらの【課題】に対し，以下5つの【基本的な考え方】と10の【施策】がまとめられました．

【5つの基本的な考え方】

1. 利用者目線に立った参加的社会の構築
2. バリアフリー施策の総合化
3. だれもが安全で円滑に利用できる公共交通
4. だれもが安全で暮らしやすいまちづくり
5. 技術や手法等を踏まえた多様な活動への対応

【10の施策】

① UDの考え方を踏まえた多様な関係者の参画の仕組みの構築
② UDの考え方を踏まえた評価・情報共有の仕組みの創設（UDアセスメント）
③ 一体的・総合的なバリアフリー施策の推進
④ UDの考え方を踏まえた基準・ガイドラインの策定
⑤ ソフト面での施策の充実（「心のバリアフリー」社会の実現等）
⑥ だれもが安全で円滑に利用できる公共交通の実現
⑦ だれもが安全で暮らしやすいまちづくり

⑧ さまざまな人・活動に応じた柔軟な対応
⑨ IT などの新技術の活用
⑩ 先導的取組みの総合的展開(リーディング・プロジェクト，リーディング・エリア)

バリアフリー法の施行

　2006 年にはバリアフリー施策を総合的に展開するため「ハートビル法」と「交通バリアフリー法」を一体化し，新たに「バリアフリー法」が制定されます(図 1-2)．建築物，公園，駐車場，福祉車両など対象となる施設が拡充され，一体化かつ連続的な整備が目標とされました．また，基本構想策定の際に，利用者や住民の側の能動的な参加を促進するための仕組みについても整備が図られ，対象者の範囲も，知的障害者，精神障害者，発達障害者，妊婦，けが人など，さまざまな利用者に拡大されました．さ

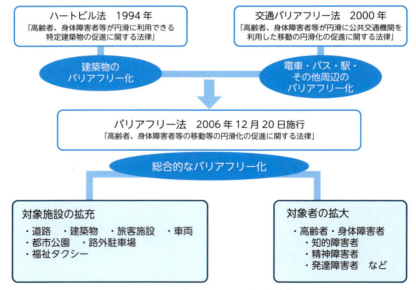

図 1-2　バリアフリー法の構成

国土交通省「高齢者，障害者等の移動等の円滑化の促進に関する法律（バリアフリー法）平成 23 年度政策レビュー結果（評価書）」からの改変引用．

らに，高齢者・障害者を含む住民の参加，継続的かつ段階的な改善（スパイラルアップ），心のバリアフリーの促進が掲げられ，高齢者，障害者が自立した日常生活を送るために，すべての人が自らの問題として認識し，協力することが重要とされました．

バリアフリー・ユニバーサルデザイン推進要綱：共生社会の実現

2007年に「超高齢社会」に突入し「バリアフリー化推進要綱」（2004年策定）が，2008年に「バリアフリー・ユニバーサルデザイン推進要綱」として改定され，掲げられた副題「〜国民一人ひとりが自立しつつ互いに支え合う共生社会の実現を目指して〜」に「共生社会」が明記されました．

さらに，ハードを中心としたバリアフリーの促進が着実に進んだとしながら，物理的，社会的，制度的，心理的なすべての障壁に対処するという考え方，つまり「バリアフリー」とともに，新しいバリアを作らないためには，誰にも利用しやすいデザイン「UD」が必要だとし，この両軸に基づく取組みを併せて推進することが重要であると内閣府が提言しました．

4つの視点

「共生社会」を実現するための今後の取組み方針として4つの視点が明記されました．

「共生社会」とは

バリアフリー・ユニバーサルデザイン推進要綱に「障害の有無や年齢といった個々人の属性や置かれた状況に関わらず，国民一人ひとりが自立し，互いの人格や個性を尊重し支え合うことで，社会の活動に参加・参画し，社会の担い手として役割と責任を果たしつつ，自信と喜びをもって生活を送ることができる共生社会」と明記されています．

第1章　ユニバーサルデザイン（UD）の成り立ち

【共生社会実現の視点】

①「生活者・利用者の視点の施策」

　　妊婦，子ども，子ども連れも加え，利用者や住民が参加し，その意見を反映しつつ，バリアフリー・UD を推進

②「ハード・ソフト（情報）からハートへ」

　　共生社会に対する理解を深め，支え合うことができる「心のバリアフリー」の推進

③「点・線から面への整備」

　　生活者がバリアを感じることがない，さらなる生活空間の整備の拡充

④「社会全体による取組みの推進」

　　行政組織に加え，個人や企業，地域コミュニティなど社会全体での取り組みと連携，情報共有

　4つの視点は相互に関係し合い，いずれが欠けても共生社会の実現は叶いません．特に，「②ハード・ソフトからハートへ」では，利用者にとって本当に利用しやすい社会環境をハードとソフト両面から充実するためには，運営する側の職員の応対，情報の提供方法に課題があると提起しています．そして課題の解決には，支援の必要な人たちにとって自立した生活の確保が重要であることを国民全員が理解し，自然と支え合うことができるよう「心のバリアフリー」を推進することが「共生社会の実現」に必要であるとしています．

心のバリアフリー：市民や企，学校，自治体の取組み

　振り返ると，2000 年代後半，日本全国でさまざまな分野で国民参加による幅広い活動がなされてきました．たとえば，企業や地方自治体は，UD にかかわる賞を設けて貢献した個人や団体に贈り活動を讃えました．また，新たなアイデアや商品を UD の好事例として積極的に広報しました．UD をタイトルにしたフェアやセミナー，展示会などのイベントも数多く

催されました．小・中・高等学校では，学内外で体験学習や総合学習として UD を学ぶ機会が設けられ，障害のある人と交流し，日常の生活の不便を疑似体験することで，障害者の困りごとや心理についての理解が図られてきました．大学や企業では，さまざまな人たちを対象として参加型のワークショップが数多く開催され，高齢者や障害のある当事者の話を聞き，さまざまな特性から起こる困りごとへの「気づき」をもとに，解決方法が話し合われました．学生，事業者，行政関係者，地域住民が力を合わせて，アイデアやデザインを発表するといった交流も行われました．UD，アクセシブル・デザインに取り組む研究も活発になりました．その結果，「バリアフリー」より認知度が低かった「UD」は，今では若い世代を中心に幅広く認知されるようになり「心のバリアフリー」の取組みも確実に進んできたと思われます．

第2章
日本で発展するユニバーサルデザイン

　2000年代から日本で自治体，企業，団体，市民を巻き込んで広まっていったUDは，その間，世界でも珍しい日本独自の発展を遂げてきました．建築，設備，施設から始まり，ユニバーサルファッション，カラーUD，メディアUD，ユニバーサルツーリズム，ユニバーサルサービスなど，実に多様な分野へ広がりを見せています．そして2020年のオリンピック，パラリンピック開催を契機に，これまでの取り組みがさらに見直され，心のバリアフリーや情報のアクセシビリティを取り込みながら，さらにUDは発展をしようとしています．

2.1　日本社会とユニバーサルデザイン

　このような発展は，日本人独自の精神性および伝統文化と「UD」に共通点があるからではないかと考えます．

2.1.1　おもてなしとユニバーサルデザイン

　「おもてなし」は，「大切に待遇する」という意味の「もてなし」に敬語表現である接頭語の「お」を付けて丁寧にした表現ですので，さらに気持ちがこめられているように感じられます．しかし，決して表向きにアピールするような強い表現方法ではなく，相手に気を遣わせない，気づかれないような配慮で，そっと行うという日本人ならではの歓待の方法です．それは，ロン・メイスが目指した「UDはインビジブルなデザインである」「UDであることが気づかれないうちに，多くの人が使いよい，快適，安全と感

じることを目指すデザイン」と共通点があるようにも思います．

　また，浄土真宗本願寺派の僧侶，大來尚順氏によると，「おもてなし」は，仏教でいう「応病与薬」に通じるそうです．仏が教えを受ける人の性格，適正，能力，要求に応じて法を説くことが「応病与薬」で，「煩悩」を「病」に，「法」を「薬」に見なした言葉です．「応病与薬」は，「待機説法」（相手の能力や性質に応じて説法すること）の喩えとして使われる言葉だそうです．説法も「おもてなし」も，相手の「心に寄り添う」，すなわち，一方的にこちらの判断で接遇するのではなく，相手の立場に立って，必要とされることを提供することが大切なようです．

　UD を考えたり実践するときも，「相手の心に寄り添う」ことがキーワードになります．日本の UD の発展は，「おもてなし」を歓びとしてきた日本人の精神性に立脚しているように思われます．

2.1.2　伝統文化に見るユニバーサルデザイン

　「おもてなし」だけではありません．日本の伝統的な暮らしのデザインの中には，「UD の 7 原則」を満たすものがたくさんあります．1 つのものを多用途に使用したり，使用する者に応じて形状を変化させたり，使用する立場で利点が変化したり，季節の変化に応じて使用できたり，柔軟性，自由性，明確性，空間性などに優れた日本の UD を見ていきましょう（図2-1）．

風呂敷

　正絹や綿などの正方形の布である風呂敷は，物を包むためのシンプルな布で，四角い重箱や丸いスイカから，長い筒や一升瓶まで，形状を選ばず実にさまざまな物を包んだり，もち運んだりできる布として重宝されてきました．今でも，エコバックの代わりに使用したり，バンダナのように頭に巻いたり，首に巻いたり，膝にかけたりと，使用場面が拡大しています．畳むと小さくなり収納も便利なので，最近では，普段から携帯できる災害グッズとしても見直されています．いざというとき，頭や顔を守る頭巾に

2.1 日本社会とユニバーサルデザイン

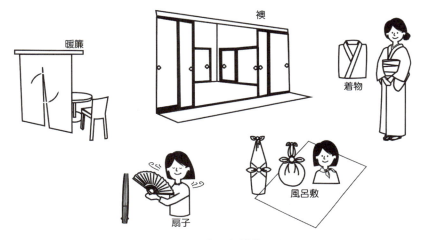

図 2-1　日本の伝統的 UD

する，怪我のときは折って三角巾にする，旗のように目印にするなど，多様に使用できる優秀な UD です．

着物

　着物は身長より長く作られていて，腰紐で身丈を調整します．洋服のようにウエストの位置も決まっていないので，同じ着物を成長に応じて長く着られます．また，ボタンでなく，前で重ね合わせて帯で締めるので，合わせる分量を変えるだけで，多少太っても痩せても調整可能です．また，着物は反物の布を直線に裁断し縫い合わせて作られており，仕立て直すことで代々受け継いで行くことが可能です．さらに，直線が基本となっているので平面的にきれいにコンパクトに畳むことができ，収納も便利です．このような柔軟性があるからこそ，体形の異なるインバウンドの外国人が着物文化を自由に楽しむことができるのです．

襖・引き戸

　部屋を仕切る襖は，簡単に外すことができ，一瞬にして二間が広い一間の空間になります．昔の日本家屋は，襖で区切られたたくさんの部屋を，

盆や正月，寄り合いや結婚式などの機会に，集まる人数に合わせて必要な広さに調整でき，可変性に優れていました．また，引き戸も日本独特の形です．ドアは開くときに前後にスペースが必要ですが，引き戸は敷居の上をスライドさせるだけで開閉できるのでスペースを取りません．

暖簾 <small>のれん</small>

　暖簾は，暖かい簾と書きます．もともと冬場の寒さを防ぐために禅堂の入口に綿布を重ねて掛けられたものだったそうです．今では，店の屋号や商標を染め抜いて店前にかけられるなど，看板や広告の役割も果たしています．外からほどよく中を伺い知ることができるので，お客は安心して店の中に入れます．また，外からの視線を遮るので，中に居る客にも安心感があります．今では，部屋の間仕切りや日よけ，楽屋暖簾など，使用方法はさらに多様化しています．

扇子

　古く「源氏物語」にも登場する扇子は，扇いだり，顔を隠したり，歌をしたためて贈ったり，使われ方も多様でした．今では，扇子を日常的に携帯することは少なくなりましたが，畳んでコンパクトにもち運べ，電気を使用しないで涼を得られるエコ商品です．扇面の多様なデザインは生活に彩りを与え，自分らしさを表現するツールとしても楽しめます．

2.1.3　日本の多様なユニバーサルデザイン

　現在，海外ではほとんど例がない分野で UD が拡大しています．日本独自の発展といっても過言ではありません．簡単に説明していきます．

ユニバーサルファッション

　ファッションを自己表現の一つと捉える人は少なくありません．加齢による体形変化や身体機能の低下に関係なくファッションを楽しむことは，生活の質を維持するために必要な要素の一つです．たとえば，手指や関節

に障害がある人，片麻痺の人，車いすの人，寝たきりの人などのために，着脱しやすく，動きやすく，着心地がよく，自分らしさを表現できる服が求められています．

　ボタンの開け閉めが困難な人にはマジックテープが使用されたり，車いすに座った状態での裾の巻き込みに配慮されていたりと，着用する人のニーズに寄り添ったデザインも広がってきました．素材では，伸縮，吸汗，速乾，蓄熱，冷感，防臭，抗菌などの機能性を高めた繊維の開発が進み，着心地感や取り扱いやすさが向上してきました．一方で，福祉系のショップだけでなく，アパレルショップでも自由に購入したいなどの声に対応するため，車いすで入れるフィッティングルームの設置，車いすに座ったときの様子がわかる「お座りコーデ」を打ち出したネット販売など，新しい取組みが進行中です．

ユニバーサルサービス

　高齢者，さまざまな障害のある人，外国の人（言語，習慣が異なる人），LGBTQ+ など多様な顧客に対応する接客サービスです．京都などの観光都市では，宿泊施設や店舗に対するユニバーサルサービスの啓発活動が以前から積極的に行われてきました．そして，東京 2020 オリンピック・パラリンピック競技大会開催決定以降，全国の市町村でも意識が高まり，ホテル，航空会社，百貨店など民間企業でユニバーサルサービス教育に取り組む企業が増えてきています．

　さまざまな障害についての基本的な知識を学び，心理を理解することで，必要なサポートがイメージしやすくなります．実技的な実習を通して，安全を確保した移動支援の方法や，筆談用具や拡大ルーペなどの支援ツールの知識も習得します．障害者の一人ひとりの考え方や個性やニーズが異なるため，スキルや知識だけでなく，その方が必要とするサポートを聞き取る態度や臨機応変に対応することの重要性も学びます．

　環境や設備が UD でも，働くスタッフがユニバーサルサービスを実践できなければ，片手落ちです．一方，設備の UD が完全でなくても，心

から接客することによりお客さまの満足を得ることは可能です．スキルや
マニュアルに頼りすぎず，お客さまに寄り添うマインドを大切にします．

ユニバーサルツーリズム

　観光庁では，ユニバーサルツーリズムを「すべての人が楽しめるよう創
られた旅行であり，高齢や障害等の有無にかかわらず，誰もが気兼ねなく
参加できる旅行」と定義しています．障害などを理由に旅行をあきらめる
ことなく，行きたい場所に，行きたい人と一緒に，安全に，安心して旅行
を楽しめる環境を整えようという取組みです．

　車いすのまま同行者と移動できるタクシーについては，国土交通省
が，2012年3月より標準仕様UDタクシーの認定を行ってきました（表
2-1）．東京オリンピック・パラリンピック競技大会を契機に，課題で
あったタクシーの車いす乗降用スロープの耐荷重を電動車いすに対応する
300kgに標準化しました．

　2024年4月からは，それまで都市部に集中していたユニバーサルタク
シーの地方での導入を進めています．障害者の団体やタクシー事業者など
から，既存の車両でも車両後方から乗り降りができ，スロープの展開など
の操作が容易な車種をUD認定してほしいとの希望もあり，既存の認定
レベル1，2と比べ，スロープの耐荷重や車いすスペースの基準を緩和し

表 2-1　標準仕様 UD タクシーの主な認定基準と認定マーク

車いすスペース	レベル準1	レベル1	レベル2
長さ	1100 mm 以上	1300 mm 以上	1300 mm 以上
幅	630 mm 以上	750 mm 以上	750 mm 以上
高さ	1300 mm 以上	1350 mm 以上	1400 mm 以上
スロープ耐荷重	200 kg 以上	300 kg 以上	300 kg 以上

「標準仕様ユニバーサルデザインタクシー認定要領」（2024年4月1日改正)より引用

た認定レベル準1を追加しました.

　さらに，宿泊施設では，障害のある人が過ごしやすいように空間の広さや設備に配慮し，音や視覚，触覚などさまざまな器官で情報を把握できる工夫がされたユニバーサルルームも創設されるようになりました.

ユニバーサルデザインフード

　さまざまな障害のある人が食事を楽しめるよう工夫された食品やメニューがUDフードです.例としては，加齢や障害で嚥下機能が低下した人でも味や見た目，舌触りを楽しめる食事があります.キューピー株式会社が提供する「やさしい献立」では，その人に応じた硬さや形状を選ぶことができます.うどん双樹株式会社の「すべらんうどん」は，視覚障害の人や手指が不自由な人でも，フォークを使えば食べやすいよう平たい麺にスリットが入っています.

　また，食物アレルギーに対応した食事もUDフードの一種です.食物アレルギーについての詳細は厚生労働省のHPにまとめられています.日本では小児期の食物アレルギーの原因としては，鶏卵・牛乳・大豆・小麦・米が有名ですが，最近ではその他の品目にも拡大される傾向にあります.

　UDフードは，食物アレルギーのある子どもたちが，家族や友人など食事に制限のない人と一緒に楽しく食事できることを目指した取組みです.例としては，アレルゲンである鶏卵や小麦を使用せず，米粉などを主原料として作られたケーキやお菓子などがあります.

　食べ物ではありませんが，手指や視覚に障害がある人が使用しやすいよう，形状や素材，色に工夫した食器やコップ，カトラリーなども開発されています.食器がすべりにくい，把持しやすい，食品をすくいやすい，こぼしにくい，食品が見やすいなど，安全で快適に食事を楽しむことができます.

防災・減災のユニバーサルデザイン

　内閣府「平成27年版高齢社会白書」によると，2011年の東日本大震

災では岩手県，宮城県，福島県の 3 県における死亡者数の約 66% が 60 歳以上でした．また，沿岸部の障害者の死亡率は健常者の約 2 倍という NHK の調査結果もあります．インバウンドの需要が増大している現在，災害大国（災害の多い国）としての防災・災害対策が課題となっています．

防災・減災の UD は，災害時に情報が伝わりにくいことで逃げ遅れる危険性のある障害者，高齢者，外国人，自力で避難することが難しい要支援者など，あらゆる人の災害リスクを低減するための公平・公正な情報や支援の提供を目指しています．

取組み例としては，「重ねるハザードマップ」があります．国土交通省は，「ハザードマップのユニバーサルデザインに関する検討会」の議論を踏まえ，「誰もが命を守る安全確保行動がとれる社会」を目指し，ウェブサイト「ハザードマップポータルサイト」において地図上の災害リスク情報（洪水・土砂災害・高潮・津波，道路防災，土地の特徴・成り立ちなど）を文字で伝える UD 化に取組みました．マップだけでなくテキスト情報でも表示されるため，音声読み上げソフトを使用することで視覚障害者の方にも利用できるよう，ウェブアクセシビリティに配慮した改善です．また，NHK の「災害時　障害者のためのサイト」（外部リンク）では，高齢者や障害者別に，災害の種類に合わせて，日ごろの備えから，もち出すもの，支援者へのアドバイスなどが具体的にまとめられています．

「重ねるハザードマップ」https://disaportal.gsi.go.jp/index.html
「災害時　障害者のためのサイト」https://www.nhk.or.jp/heart-net/saigai/disabled/case01/index.html#Main

2.2　東京 2020 大会で加速した UD

2020 年東京オリンピック・パラリンピック競技大会（以下「東京 2020 大会」）は，「多様性と調和」をテーマとし，大会を契機として，共生社会の実現，日本文化の発信，健康増進など，さまざまな取り組みを今後日本全国へ発展させていくことをレガシーとしました．中でも，「共生社会の

実現」では，障害の有無などにかかわらず，誰も人格と個性を尊重し支え合う「心のバリアフリー」を推進することや，東京における「ユニバーサルデザインの街づくり」を全国展開に進めることで，障害のある人たちの活躍の機会を増やしていくことが目指されました．その経緯を解説します．

2.2.1　東京 1964 年オリ・パラ大会がもたらしたもの

2013 年，日本時間の 9 月 8 日午前 5 時に，アルゼンチン共和国の首都ブエノスアイレスで国際オリンピック委員会(IOC)総会が開催され，2020年の開催地に東京都を選定しました．1964 年の東京大会から 57 年ぶり 2回目の開催です．

前東京大会では，東海道新幹線や首都高速道路の建設に代表される都市インフラの整備によって戦後の日本の復興を国際社会に知らしめました．しかし，実はそれだけではなかったのです．前東京大会は，日本人が初めて海外の障害者の活躍を見る機会にもなりました．そのたくましさと障害を感じさせない明るく生き生きとしたふるまいは，障害者自身に勇気をもたらし，障害者に対する意識を変化させました．そして，社会環境の整備に向けて動き出すきっかけとなりました．57 年を経た，今回の東京 2020大会開催までの動きを表 2-2 とともに見ていきます．

IPC ガイドの基本原則

東京 2020 大会は，オリンピック会場でパラリンピック競技大会のすべての競技が開催されることから，競技場，選手村，移動手段など大会運営，建築基準は，すべて国際パラリンピック委員会 (International Paralympic Committee：IPC) による世界的なバリアフリー整備の基準である「IPCアクセシビリティガイド（以下 IPC ガイド）」に基づく整備が求められました．IPC ガイドの基本原則は，2006 年に制定された「障害者の権利に関する条約(以下障害者権利条約)」の考え方である「すべての人の平等」のもと，①体験やサービスの「公平」，②個人の「尊重」，③すべての利用者のニーズを満たす「機能性」に取り組むため，IPC アクセシビリティ作

表 2-2 「ユニバーサルデザイン 2020 行動計画」に至る重要な取組み・法整備などの略年表

年	取組み・法整備など
2006 年	「障害者の権利に関する条約」が国連総会にて採択 「障害者自立支援法」制定
2009 年	「障害者の権利に関する条約」を受け，IPC が「IPC アクセスビリティガイド（以下 IPC ガイド）」を策定」
2012 年	「障害者基本法」の改正・施行 「障害者の日常生活及び社会生活を総合的に支援するための法律（障害者総合支援法）」（←「障害者自立支援法」）の改正・施行
2013 年	「東京 2020 オリンピック・パラリンピック競技大会」の開催決定 「IPC ガイド」の改訂 「障害者の雇用の促進等に関する法律（障害者雇用促進法）」改正（2016 年4 月施行） 「障害を理由とする差別の解消の推進に関する法律（障害者差別解消法）」が成立
2014 年	「障害者の権利に関する条約」を日本が批准
2015 年	「IPC ガイド」の改訂
2016 年	障害者差別解消法の施行「合理的配慮の提供」が事業者に対して努力義務化→ 2024 年に義務化
2017 年	「Tokyo 2020 アクセシビリティ・ガイドライン」の策定，IPC に承認される 「ユニバーサルデザイン 2020 行動計画」の決定

業部会によって，2009 年に初めて作成されています．

　建築設計基準以外にも，大会スタッフやボランティアを対象にアクセシブルトレーニング（移動支援の仕方，差別のない接遇の方法，障害への気づきなど）を学ぶよう規定されています．さらに開催都市は，交通，公共サービス，観光，文化・エンターテイメント，スポーツ教育，雇用など，アクセシブルでインクルーシブな環境を目指して多方面にわたる整備が求められました．

Tokyo 2020 アクセシビリティ・ガイドライン

　日本は 2014 年に「障害者権利条約」を批准し，東京 2020 大会にかか

わるすべての事業者がIPCガイドを学ぶこととなりました．その後，全国の障害当事者団体や高齢者団体，子育て団体などが，専門家を含めたワーキンググループに参加し，IPCのガイドラインに基づいた「Tokyo 2020アクセシビリティ・ガイドライン」を作成しました．このガイドラインは，大会施設や関係施設の建築物，情報発信，サインなどのバリアフリー基準となる「アクセシビリティ・ガイドライン（技術仕様）」と，大会スタッフ，ボランティアに向けた利用者サポート教育「アクセシブルトレーニング」で構成され，2017年にIPCの承認を受けています．

ユニバーサルデザイン 2020 行動計画

2020年オリンピック・パラリンピック東京大会等に関する閣僚会議は，「障害のある選手たちが圧倒的なパフォーマンスを見せる東京2020年大会を「共生社会の実現」に向けて人々の心の在り方を変える絶好の機会」と捉え，国民を巻き込んだ「心のバリアフリー」への取組みと，世界に誇れる全国的な「UDの街づくり」の実現を目指して「ユニバーサルデザ

コラム

140番目の批准

2006年に「障害者権利条約」が国際連盟で採択されてから，日本が批准するまで8年もの年月を要しました．その理由は，それまでの国内法が条約の求めるレベルに達していなかったため，障害者基本法の改正，障害者総合支援法の制定，改正障害者雇用促進法，障害者差別解消法の成立といった国内法の整備をする必要があったためです．これらの国内環境が整い批准に至りました．

実は，批准の準備は国連が障害者権利条約の議論を始めた2004年に日本障害者フォーラム（JDF）を立ち上げるなど，並行して進められていました．JDFによって，それまで身体，知的，精神といった障害の種類によって食い違う団体の意見が一つにまとまったことは大きな力となりました．早期批准でなく140番目の批准は，しっかりと障害のある当事者の意見が反映された国内法を整備するために必要な時間であったといえます．

イン 2020 行動計画」を策定しました．策定にあたっては，分科会に当事者である多数の障害者団体が参画し，分野ごとに専門的な議論が行われ，2020 年より順次，東京大会の「レガシー」として推進されています．

2020 行動計画の「心のバリアフリー」とは

障害の有無などにかかわらず，誰もが相互に人格と個性を尊重し支え合うために必要なこととして，以下の 3 点を挙げています．

① バリアは社会環境が生み出している，障害のある人への社会的障壁を取り除くのは社会の責務であるという「障害の社会モデル」の理解．
② 障害のある人（およびその家族）への差別解消の推進と合理的配慮．
③ 多様な他者とコミュニケーションを取る力：すべての人が抱える困難や痛みを想像し共感する力を培うこと．

「心のバリアフリー」を推進するため，あらゆる年代に向けて継続的に，そして学校，職場，公共施設，家庭，文化施設など，あらゆる場面で切り目なく展開されています．一例を以下に示します．

学校教育　・道徳をはじめとし各教科や，特別活動などにおいて「障害の社会モデル」を踏まえた，「心のバリアフリー」に関する理解を深めるため，指導要領や教科書などの充実．
　　　　　・差別や排除を行わず，協働していく力を養う指導．
　　　　　・障害のある人と接する体験活動を通して，知識だけでなく，感性面で「心のバリアフリー」の学修．
社員教育　・さまざまな障害の種類や程度，身体障害者補助犬法や障害者差別解消法の趣旨などへの理解促進を図り，身体障害者補助犬を同伴した人の受入れ対応の強化．
　　　　　・国土交通省による交通事業者向け接遇ガイドラインに基づく，障害者参加の座学と実習を通した社員教育の実施．
　　　　　・観光庁，経済産業省，農林水産省などによる「観光・流通・外食等関

係業界における接遇マニュアル」に基づく従業員の「心のバリアフリー」の徹底，国民全体へのすそ野の拡大．

2020 行動計画の「ユニバーサルデザインの街づくり」とは

図 2-2 に示すように，すでに一定水準まで高まり，広まったバリアフリー化は，さらにさまざまな障害のある人が移動しやすく生活しやすい街づくりに向けて，いっそう強力に，また総合的に進められ，共生社会の実現を目指すこととなります．以下の 2 つの観点から幅広い施策をとりまとめています．

① 東京 2020 大会に向けた重点的なバリアフリー化
  競技会場内・周辺エリア
  ・主要鉄道駅，ターミナル，海外から玄関口となる空港ターミナルのバリアフリー化の推進．
  ・リフト付バスや UD タクシー車両の導入促進．

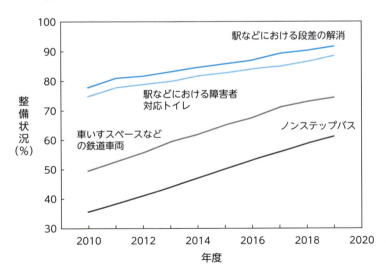

図 2-2 公共交通におけるバリアフリー化の整備状況の推移
国土交通省・バリアフリー整備状況「旅客施設のバリアフリー化の推移」
「車両等のバリアフリー化の推移」から改変引用．

・車いす使用者などが利用できる移動経路の複数化などを図るために，バリアフリー法に基づく，施設整備基準やガイドラインの改正.

② 全国各地における高い水準の UD の推進
・都市部の複合施設や主要ターミナルやその周辺，観光地を含めた交通施設や建築施設の面的なバリアフリー化.
・ピクトグラム(標準案内図記号)の普及や標準化.
・障害者等用駐車スペースの適正利用に有効なシステムを推進.
・移動に制限のある人の観点でのトイレ利用環境の改善へも取組みの強化.
・高齢者や障害のある人が自立して移動するため必要な情報をわかりやすく提供する ICT を活用したきめ細かい情報発信や行動支援.

2.2.2 バリアフリー法の改正(国土交通省の動き)

「ユニバーサルデザイン 2020 行動計画」（2017 年）を受けて，2006 年に施行された「高齢者，障害者等の移動等の円滑化の促進に関する法律」（バリアフリー法)の見直しについて議論が始まります.

改正バリアフリー法のポイント

まず基本理念に「共生社会の実現」「社会的障壁の除去」が掲げられ，国と国民の責務に高齢者・障害者に対する支援を明記し，「心のバリアフリー」への取組みが推進されることとなります. また，公共交通事業者などへはハード，ソフトの一体的な取組みが強化されました. 法案の概要を以下に簡単にまとめます.

① 公共交通事業者など施設設置管理者におけるソフト対策の取組み強化
・ソフト基準順守義務の創設（スロープ板の適切な操作，明るさの確保など）
・乗り継ぎ円滑化のため，交通結節点における関係者（他の公共交通事業者）と連携・協力の応諾義務の創設(旅客支援・情報提供)など

> コラム

日本における「ピクトグラム」の歴史と進化

　1964年東京オリンピックは、「ピクトグラム」が誕生した大会でもありました。当時「外国のお客さまとどのようにコミュニケーションを取ったらよいか」という課題に対し、多くの識者や横尾忠則氏など、後に日本を代表する芸術家やアートデザイナーとなる若いデザイナーが集められ、絵文字の開発に取組みました。そして「施設シンボル」と呼ばれる39種類の絵文字が、選手村や会場、周辺の食堂、トイレなどで使用されました。

1964年東京オリンピックの時のトイレのマーク

　その後の1970年大阪万国博覧会では、「サインシステム」という名称で絵文字が広く活用されます。万博終了後、東京の営団地下鉄（現在の東京メトロ）で使用され、この頃からピクトグラムが公共交通機関や施設など一般にも普及しました。

　2002年の日韓共催のサッカー国際競技大会に先立ち、2001年3月に「標準案内用図記号ガイドライン2002」が策定され、125項目の「標準案内用図記号」としてピクトグラムが決定されました。そして、110項目がJIS（日本産業規格：Japanese Industrial Standards）化されました（JIS Z 8210）。その後、東京2020大会に向けて、さらに増加する外国人客を念頭にISO（国際標準化機構；International Organization for Standardization）規格への移行が進みました。2021年には新型コロナウイルス感染症の状況を踏まえ、「標準案内用図記号ガイドライン2021」の指示項目に新たな図が追加されるなど、時代のニーズやライフスタイルの変化に応じて進化しています。

第2章　日本で発展するユニバーサルデザイン

② 国民に向けた広報啓発の取組み
- トイレ利用のマナー啓発，優先座席，車いす使用者用駐車場施設の適正利用などの促進
- 市町村等による「心のバリアフリー」の推進(学校教育との連携)など

③ バリアフリー基準適合義務の対象施設拡大
- 公立小中学校およびバスなどの旅客のための道路施設（旅客特定車両停留施設)の追加など

2.2.3　改正バリアフリー法と薬局

改正バリアフリー法の考え方は薬局の構造設備や接遇にも応用できます．

ハード基準とソフト基準

前述の「①公共交通事業者など施設設置管理者におけるソフト対策の取組み強化」で，役務の提供方法に関する基準(ソフト基準)への適合義務が設けられました．たとえば「ハード基準」で，「意思疎通を図るための筆記用具を準備し，筆記用具があることを表示する」とし，「ソフト基準」として，「聴覚障害者の求めに応じて筆記用具を使用する」と役務を創設します．設備を用いた「情報の提供」や，操作が必要な設備を用いた「役務の提供」は，ハードだけでは成立しません．それを適切に使用する人がいて初めて満足に提供できるということです．

ハードとソフトの両面を考えなければならないのは，どの分野にも当てはまります．バリアフリー整備ガイドラインにも「旅客施設編」「車両編」に，2021年に新たに「役務編」が加わっています．役務の提供に関するガイドラインの，「適切な役務の提供」に挙げられている以下の内容は，①の（　）内のように薬局のサービス業務と読み替えることも可能です．

【役務の提供の考え方】
① 人的対応の実施

乗務員，係員（薬剤師，スタッフ）が障害者に対して，旅客（服薬）支援や情報提供に必要な（薬局内の）設備・機器の操作や接遇などの人的対応を実施する

② 設備・機器等の維持管理

設備・機器などの使用に支障がないように，作動の状況，故障・消耗の有無の確認，修理・修繕などを適切に維持管理する

③ 設備・機器などの操作方法や接遇方法の習得

設備・機器などの使用に支障がないように，乗務員，係員が設備・機器

コラム

「ユニバーサルデザイン」と「バリアフリー」

　国土交通省は改正バリアフリー法にあたり，UDとバリアフリーの位置づけを図のように示しています．「UD」は「多様な人々が生活しやすいようにあらかじめ，都市や生活環境をデザインする考え方」であり，「バリアフリー」は，そのために建築設計を行ううえで必要不可欠な要素と位置付けています．バリアは物理的なものだけでなく，社会的，制度的，心理的な障壁も含んでいます．また，情報面も含み，高齢者，障害者などが社会生活をしていくうえで，バリア（障壁）となるものを除去するのが「バリアフリー」の考え方です．

ユニバーサルデザイン
あらかじめ、障害の有無、年齢、性別、人種等にかかわらず多様な人々が利用しやすいよう都市や生活環境をデザインする考え方

バリアフリー 建築設計を行う上で、必要不可欠な要素
高齢者、障害者等が社会生活をしていく上で障壁（バリア）となるものを除去（フリー）すること。物理的、社会的、制度的、心理的な障壁、情報面での障壁などすべての障壁を除去するという考え方

ユニバーサルデザインとバリアフリーの関係
国土交通省『令和3年3月改正「高齢者，障害者等の円滑な移動等に配慮した建築設計標準」の解説』から引用．

の操作方法や接遇方法を習得する

④ 体制の整備
　旅客支援や情報提供に必要な乗務員・係員等の体制を整備する

サービス店舗

　「高齢者，障害者等の円滑な移動等に配慮した建築設計標準」は，国土交通省が定める建築物のバリアフリー設計のガイドラインです．2021年3月に策定・公表した第6回改正の概要の主要な一つに「小規模店舗のバリアフリー設計等に関する考え方・留意点の充実」があります．

　その中で，店舗の利用シーンに応じたバリアフリー対応の観点から，「物販店舗」，「飲食店舗」，「サービス店舗」の3種類の店舗形態に区分して検討されました．薬局は「サービス店舗」に区分されます．「サービス店舗」は，さらに「銀行，郵便局等」「クリーニング店，薬局，質屋等」「理髪店，理容所等」の3つに分けられました．そして，立地の形態に応じて，それぞれ，店舗への移動等（店舗までの経路），店舗内部の移動等（店舗を利用するためのハード環境），ソフト面の工夫（人的対応，情報提供）でバリアフリーのための留意点が整理されています．薬局には，サービス店舗の一つとして高齢者や障害者のさまざまなバリアを除去する責任があると考えられますので，薬局でのサービスについては第5章　薬局のユニバーサルデザインで見ていきましょう．

2.3　情報提供のアクセシビリティ

　2022年5月25日に「障害者による情報の取得利用・意思疎通に係る施策の推進に関する法律（障害者情報アクセシビリティ・コミュニケーション施策推進法）」が公布・施行されました．この節では，目覚ましく変化する情報通信分野におけるバリアフリー，いわゆる「情報アクセシビリティ」について述べていきます．

2.3.1 情報面の障壁

日本において，バリアフリーは，「物理的な障壁」を除去することから始まりました．しかし，情報通信技術が急進的に発展する昨今，共生社会の実現に向けて，高齢者や障害者などが ICT（Information and Communication Technology；情報通信技術）を不自由なく活用できるよう，「情報面の障壁」に対する取組みがさまざまな分野で不可欠となっています．薬局業務においても例外ではありません．

一般的に障害のある人が社会参加するうえで，以下に示す「物理的障壁」「制度的障壁」「文化・情報面の障壁」「意識上の障壁」の4つの障壁（バリア）があるといわれています．情報提供のアクセシビリティは，「文化・情報面の障壁」に対応するものです．

【4つの障壁】

物理的な障壁：歩道の段差，車いす使用者の通行を妨げる障害物，乗降口や出入口の段差など

制度的な障壁：障害があることを理由に資格・免許等の付与を制限することなど

文化・情報面の障壁：音声案内，点字，手話通訳，字幕放送，わかり

コラム

「ICT ってなに？」

ICT（Information and Communication Technology）はパソコン，スマートフォン，スマートスピーカーなど，コンピュータを使った情報処理や通信技術の総称で「情報通信技術」と訳されます．現在，政府や行政機関でも，さまざまな場面で ICT の活用を進め，教育にはタブレット学習や遠隔授業，介護には遠隔にいる高齢者の見守りシステム，医療には遠隔にいる患者の健康管理，職場では自宅や地方など遠隔で仕事できるテレワーク，防災には災害情報伝達システム，ピンポイント防災情報発信などが普及し始めています．

やすい表示の欠如など

意識上の障壁（心の壁）：心ない言葉や視線，障害者を庇護されるべき
存在として捉えるなど

2.3.2　情報バリアフリー

　障害者が安全，安心に円滑に施設を利用したり移動したりするためには，
「物理的なバリア」の解消だけでなく，「情報面」での障壁の解消が不可欠
です．たとえば，視覚障害者は視覚情報以外の音声案内，点字表示，触知
案内板などでの情報入手が必要です．聴覚障害者は聴覚情報以外の，デジ
タルサイネージや電光掲示板など，文字や図を利用した視覚情報があると
移動しやすくなります．車いす使用者には，車いすの目線で見える高さに
案内板が設置されていると情報が入手しやすく，迷わず目的の場所までい
けます．また，ピクトグラムの案内板があれば，外国人も含めたみんなが
直観的に理解しやすくなります．

　ウェブサイトなどを用いて事前に情報提供することも「情報の障壁」を
除去するバリアフリーです．利用する施設などがどのようにバリアフリー
化されているのか，もしくはまだバリアがあるのかなどの情報が事前に入
手できれば，あらかじめ準備したり，自分にあった利用方法を選択したり
することが可能になり，移動や利用がスムーズになります．

　2016年4月に施行された障害者差別解消法によるウェブアクセシビリ
ティの推進を受け，2019年に国土交通省はバリアフリー整備ガイドライ
ンを改訂しました．第5部に「情報提供のアクセスビリティ確保に向けた
ガイドライン」を新設しました．その「考え方」の中でも，「障害者等にとって，
円滑に旅客施設を利用するためにエレベーターやトイレ等の設備の設置状
況や設置位置，受けられるサービスの内容等について，ウェブサイト等に
より事前に情報を収集することが重要となる」としています．加えて，「文
字の大きさ，色使い，コントラスト等の見やすさや，画像，映像，音声情
報などを活用した情報の把握のしやすさ，操作のしやすさ等に配慮すると
ともに，サイト全体としての使いやすさを考慮した構成を検討する必要が

2.3 情報提供のアクセシビリティ

ある」と，情報や機能を誰もが支障なく利用できるウェブのアクセシビリティについても言及しています．

ウェブアクセシビリティに関する日本産業規格

ウェブアクセシビリティに関して基準となるのは，日本産業規格であ

コラム

「ウェブアクセシビリティ」

ウェブは，インターネット上で情報が公開されたり閲覧できたりするシステムのことで，ウェブの普及が進み，情報を提供するための媒体として万人に受け入れられ，広く定着しました．また，インターネットは，パソコン，スマートフォン，タブレット，テレビ，ゲーム機などさまざまなデバイスで利用することができ，さらにマウスやキーボード，タッチパネル，音声などでも操作することが可能です．「ウェブアクセシビリティ」とは，「障害者や高齢者等を含めた誰もがウェブサイト等で提供される情報（文字，図表，画像，動画など）や機能を好きなデバイスを使用して支障なく利用出来る」ようにするための対応です．

便利なウェブも使用する人の身体特性によっては使用が困難な場合があります．以下にその代表的な事例を一部紹介します．

【ウェブ情報についての困難事例】

視覚障害：避難所などの情報や地図が画像 PDF で掲載され，音声読み上げソフトが使用できず避難情報を得られない．

聴覚障害：会見の様子が字幕のない動画のみで掲載され，字幕やテキストがないため把握できない．

上肢の障害：キーボードのみで操作できるように作られていないホームページは，マウスを使うことができない人は利用できない．

高齢者や色弱者：背景と文字の色のコントラスト比が確保されておらず閲覧しにくい．

発達障害（ASD）：コントラストが高すぎるモニターは眼が疲れて見ていられない．
自動アニメーションが始まるとテキスト情報が頭に入らない．

外国人：ホームページが自動翻訳ソフトを使用した際にうまく翻訳できるよう，機械判読可能な構造でないため，災害など，緊急情報を外国人が理解可能な言語として入手できない．

る JIS X 8341-3:2016「高齢者・障害者等配慮設計指針－情報通信における機器，ソフトウェア及びサービス－第3部：ウェブコンテンツ」です．2016年に策定された「みんなの公共サイト運用ガイドライン」（総務省）に基づき，公的機関は，JIS X 8341-3:2016 の適合レベル「AA」に準拠することが求められています．そのためガイドラインの中で「公共交通事業者等のウェブサイトにおいても，レベル「AA」に準拠することを基本とする．また，レベル「AAA」についても，公共交通事業者等として対応が必要であると考えられる項目については取り組むことが望ましい」としています．

なお，JIS X 8341-3:2016 では，改善のための具体的な方法を示していないため，国際的にインターネットに関する技術開発や標準化を行っている団体である W3C（World Wide Web Consortium）が策定したガイドラインである Web Content Accessibility Guidelines（WCAG）2.2 の解説書を参考に技術的改善をすることが可能です．このガイドラインに従うことで，さまざまな障害のある人だけでなく，一般的な利用者にとっても，ウェブコンテンツをより使いやすいものに改善することができます．

参照：Web Content Accessibility Guidelines（WCAG）2.2（日本語訳）

2.3.3　これまでの総務省の取組み

ここではウェブアクセシビリティについての，総務省の取組みを振り返ります．1990年代の後半に入ると，日本でもインターネットが急速に普及し，情報通信技術がめざましい勢いで発展しました．高齢者や障害のある人が電気通信設備やサービスを利用する機会が増大し，2000年代に入ると，さまざまな身体特性の差異にかかわらず，インターネットを円滑に利用できるようにすることが急速に求められるようになってきます．

ウェブアクセシビリティへの配慮は，JIS 規格で定められています．2005年に総務省は「みんなの公共サイト運用モデル」を発表しましたが，これは2004年に制定された JIS X 8341-3:2004 に対応するために，公共サイトの管理者はどういうことをしなくてはならないかをわかりやすく示

したものです．その後，2010 年に JIS が改正されると，自治体からの意見も併せて，運用モデルも改訂されます．

2010 年代になると，ウェブアクセシビリティはさらに重要性を増します．総務省「障害のある方々のインターネット等の利用に関する調査研究」（2012 年）によると，障害者のインターネット利用率は，視覚障害者91.7％，聴覚障害者 93.4％，肢体不自由者 82.7％，知的障害者 46.9％となっています．インターネットの普及により，高齢者や障害者にとっても，ホームページなどは，健常者と同様，ますます重要な情報源になってきました．もし，利用する使用環境（OS やブラウザなど）や身体的な制約のために，高齢者や障害者が，ホームページなどからの情報取得やオンライン手続きができなければ，社会生活で大きな不利益が生じるばかりか，災害時であれば生命の危機にさらされます．

この頃，2011 年の障害者基本法の改正で，第 4 条に「差別の禁止」が規定されます（これは「障害者権利条約」の趣旨を基本原則として取り込んだものです）．これを具体化する法律として障害者差別解消法が 2016年に施行されました．同法の「合理的な配慮を的確に行うための環境の整備」の一環としてウェブアクセシビリティは位置づけられます．同年 4 月，総務省は「みんなの公共サイト運用ガイドライン」を改訂し，2017 年度末までに JIS X 8341-3（2016 年 3 月改正）の適合レベル AA に準拠することが目標とされます．

2018 年には，「デジタル活用共生社会実現会議」が開催されます．将来の少子高齢化の進行に伴う生産年齢人口の減少を目前に，産業や地域を支える一人ひとりが活躍できる社会，性別や年齢，人種，障害の有無にかかわらず，誰もが地域や人と繋がり，積極的に参加できる社会を目指さなければなりません．そのために，今後ますます進化する ICT の利活用による支援や社会の意識変革が急務となってきた背景があります．そして，2019 年に同会議の報告書がまとめられ，障害者や高齢者などが ICT 機器の利用法を学ぶ支援の推進や，視覚障害者などの読書環境の整備の推進に関する基本的な計画(読書バリアフリー基本計画)の策定，聴覚や発話に困

第2章 日本で発展するユニバーサルデザイン

難のある人が通訳オペレーターを介して「手話」「文字」と「音声」を通訳する，公共インフラとして電話リレーサービスの開始など，情報アクセスビリティの向上を目指した施策が次々と推進されました．

2.3.4 障害者情報アクセシビリティ・コミュニケーション施策推進法

2022年5月25日「障害者による情報の取得利用・意思疎通に係る施策の推進に関する法律（障害者情報アクセシビリティ・コミュニケーション施策推進法）」が公布・施行されました．

この法律は，すべての障害者があらゆる分野の活動に参加するためには，情報の十分な取得利用・円滑な意思疎通がきわめて重要で，障害者による情報の取得利用・意思疎通に係る施策を総合的に推進することにより，障害者基本法が目指す共生社会の実現に資することが目的です．

以下に基本的な考え方と施策を挙げます．

【基本的な考え方】

① 障害の種類・程度に応じた手段を選択することができるようにする．

② 日常生活・社会生活を営んでいる地域にかかわらず等しく情報取得等ができるようにする．

③ 障害者でない者と同一の内容の情報を同一の時点において取得することができるようにする．

④ 高度情報通信ネットワークの利用・情報通信技術が活用できるようにする（デジタル社会）．

【基本的な施策】

(1) 障害者による情報取得等に資する機器等（第11条）

機器サービスの開発への助成，規格の標準化，機器の情報提供や入手支援，利用方法を学ぶ講習会の支援など

(2) 防災・防犯，緊急の通報（第12条）

障害の種類・程度に応じた迅速・確実な防災・防犯情報取得のための設

備・機器の設置，体制の整備の推進，緊急の通報を行える多様な手段の整備・推進．

(3) 障害者が自立した日常生活・社会生活を営むために必要な分野に係る施策(第 13 条)

「意思疎通支援者」の確保・養成・資質の向上の取組み．

(4) 障害者からの相談・障害者に提供する情報(第 14 条)

障害の種類・程度に応じてわかりやすく，漏れのない情報提供．「双方向」の相談対応．

(5) 国民の関心・理解の増進，調査研究の推進等(第 15 条，第 16 条)

障害者による情報取得の重要性などについて広報・啓発活動の充実，調査・研究の推進，その成果の普及など．

2023 年の障害者基本計画の策定や変更にあたっては，同法の規定の趣旨をさらに充実させるため，障害者に配慮した情報通信・放送・出版の普及や意思疎通支援の人材育成やサービスの利用促進を図ることとされました．手話通訳者や点訳者などの育成，確保や派遣，電話リレーサービス提供の充実などもその一環です．

2.3.5 薬局と ICT

薬局においても，今では ICT の取組みが不可欠です．ICT の活用によってオンライン(リモート)での①処方せん受付，②服薬指導，③健康相談，④服薬支援，⑤残薬確認などを行うことができます．また，より患者と向き合う時間が増えるとともに，患者一人ひとりに最適な薬学的管理，すなわち相互作用や重複投与の精査，服用できていない薬を飲めるようにする工夫など，個別によりカスタマイズされたアドバイスが可能となります．

現在，進みつつある薬局の ICT 化についても，障害者の情報アクセスビリティ・コミュニケーション推進法の視点から，高齢者や障害者，また日本語を母国語としない人にとっても使いやすいものになっているかどうかを検証しながら，スパイラルアップしていくことが求められます．

第2章　日本で発展するユニバーサルデザイン

【ICT の活用事例1】
自宅で診察から医薬品の受け取りまで可能

・障害のある患者や慢性疾患の患者→通院と薬局通いの負担が軽減，薬配送サービス

・忙しくて通院に時間が割けない人→薬剤師にオンラインでいつでも相談が可能

・軽度の病気の場合→薬剤師のアドバイスに従って近所のドラッグストアで OTC 医薬品を購入（セルフメディケーションの推進）

・受診が必要だと判断された場合→遠隔でオンライン診療を受け，必要であれば電子処方箋の発行により，薬局または自宅で処方箋が受け取れる．今後は，在宅医療分野でも，これらが進む方向

【ICT の活用事例2】
処方薬の飲み忘れを防止，服薬状況の確認が可能

・服薬支援ロボットを使用することで，設定された時間に決められた量の薬の服用をお知らせする

・患者の医薬品服用情報がクラウドに送信され，その情報を医師や薬剤師，患者の家族と共有する

患者の多様性(ダイバーシティ)と求められる対応

　日本の交通機関や公共施設の分野において，バリアフリー化が進み出した際，対象となったのは，主に障害のある人や高齢者でした．その後，障害者の範囲が身体障害に加え，知的障害，精神障害，発達障害に広がり，さらに妊婦，ベビーカーに乗った子ども連れ，怪我人などへと対象は拡大されました．そして現在,「共生社会の実現」を目指す中,改正バリアフリー法が掲げる目標・効果として「高齢者，障害者などを含むすべての人々が互いの個性を尊重し合う移動等の環境の整備」とあるように，「すべての人々」へと対象が拡張されました．さらに，東京2020大会の開催を機に，外国人，LGBTQ+など，より多様な利用者への対応が課題となっています．

　UDは，身体特性，文化，習慣，言語，性別，性的嗜好などが異なるさまざまな人の立場で，日常生活における「ここが使いにくい」「こうだったら使いやすいのに」という"気づき"を大切にしています．本章では，高齢者やさまざまな障害について，基本的な知識や代表的な症状，そして困り事とサポートの方法などをまとめています．これらを理解することで多様な患者に寄り添う力の涵養を目指します．

3.1　高齢者について(加齢による身体能力の低下)

　ロン・メイスは「誰も皆，いつかは障害をもつ」と考えました．それは，いい換えれば，誰もがいずれ高齢者になり，加齢や疾病による身体能力の低下や障害から逃げられないということです．一般的に，筋力，視力，聴力，感覚など，さまざまな身体能力は20代をピークに低下していきます．図

第3章 患者の多様性(ダイバーシティ)と求められる対応

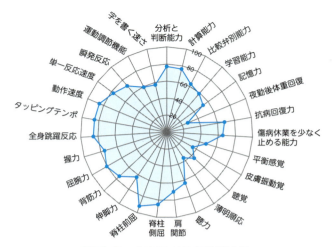

図 3-1 中高齢者の各機能水準
20歳〜24歳ないし最高期を基準として見た，55〜59歳年齢者の各機能水準の相対関係（％）．斎藤一，遠藤幸男，「高齢者の労働能力」，労働科学叢書 53，労働科学研究所(1980)より改変引用．

図 3-1 は少し古いデータですが，55〜59歳の機能水準を 20〜24歳または最高期を基準（100%）として表したものです．50%を下回るのは，夜勤後体重回復，平衡感覚，皮膚振動覚，聴力，薄明順応となっています．また，学習能力，記憶力，運動調整機能，字を書く速さは 60%に到達していません．

さらに，壮年者(30〜49歳)と前期高齢者(65〜74歳)の比較でも，図 3-2 のように，視覚の機能では，文字の大きさ（発光表示），文字の大きさ（印刷物），色彩感覚が 70%以下で，聴覚の機能では，純音聴力レベルが 41%まで低下しています．

高齢患者を接遇する際，このような日常動作や労働環境にかかわるさまざまな能力が，個人差はあるものの，加齢により低下していることを理解しておくことは重要です．

3.1.1 高齢者の日常生活の困り事の事例

表 3-1 では，高齢者が加齢により低下する機能によって日常生活で不

3.1 高齢者について（加齢による身体能力の低下）

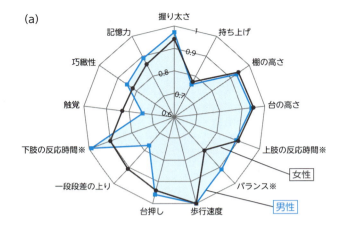

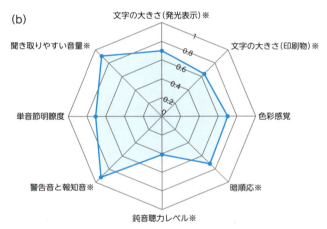

図 3-2 壮年者と前期高齢者の比較
（a）動態機能および（b）視覚・聴覚機能における壮年者と前期高齢者の比較．社団法人 人間生活工学研究センター，「平成 12 〜 13 年度高齢者対応基盤研究開発 高齢者向け生産現場設計ガイドライン」から改変引用．※ 大きいほど評価が低い傾向となる計測値であるため（壮年者の値）÷（前期高齢者の値）の値として表示した．

便を感じ，困る事例を取り上げています．機能の低下は単独でも困難を引き起こしますが，それぞれが複合的に影響し合い，より深刻な不便や危険が増えていきます．一方で，高齢になるにつれ身体能力が低下すること自体は自然なことであり，その反面，豊かな人生経験を積まれていることを

第3章 患者の多様性（ダイバーシティ）と求められる対応

表3-1 加齢により低下する機能とその結果生じる生活上の困難例

変化する機能	生活上の困難例
俊敏性や平衡感覚の低下	転倒しやすくなる
運動能力の低下	階段などの段差，坂道などの移動が困難になったり，疲れやすくなったり，重たいものをもつのが辛くなったりする
薄明順応の低下	明るい場所から暗い場所へ移動した際，暗さに順応するまでに時間を要し，躓いたり，動きが遅くなったりする
排泄機能の低下	頻尿になったり尿失禁したりし，トイレが近くにないと不安になる
白内障による視力の低下や色覚の変化	文字や画像が見にくく，読み間違い・見間違いしやすくなる
緑内障による視野の狭窄	風景，書類などの一部が欠損して見えにくい
視覚・聴覚の低下	細かな文字の案内板を見落とす 高音域の音や早い話し言葉が聞き取れない
皮膚振動覚の低下	手指の触覚が低下し，物を把持しにくくなったり，落としたりしやすくなる
記憶力の低下	少し前に起こったことを忘れたり，人や物の名前を思い出せなかったりする もち物や購入したものを忘れて帰る
その他	新しい言葉，外来語がわからない 年寄り扱いされて心外に感じる

忘れてはなりません．

3.1.2 新しい高齢者像

　身体能力の低下の程度には個人差もあるため，必ずしもすべての高齢者に支援が必要なわけではありません．一方的に年齢だけで予測したり判断したりすることは禁物です．特に健康上に問題がない高齢者は，一般の健常者と変わりない対応を望みます．いわゆる「年寄扱い」されたくないという尊厳保持の面も配慮しましょう．

　たとえば，戦後に生まれたベビーブーマーで「団塊の世代」といわれる高齢者の方々は，戦前，戦中の封建的な世の中とは異なった民主主義の新しい価値観の中で育った世代です．伊藤忠ファッションシステム株式会社の世代分析によると，団塊の世代は当時，アメリカの文化やファッション，

いわゆる若者文化を世に広め，また「ニューファミリー」という「友達のような夫婦，親子関係」をライフスタイルに取り入れた世代といわれています．また，人口が多い世代特有の競争社会の中で，受験や就職活動を経験し，高度経済成長期にあっては，その担い手となりました．技術の進歩とともに，日本がどんどん豊かになり，消費を善とした物質社会を謳歌した世代でもあります．団塊の世代の特徴として，男女ともに高齢になっても，理論好きで活動的な面が挙げられています．そして現在の少子化の中で，人口が多いことから市場的にも影響力のある世代です．一律的なお年寄りのイメージだけで判断することなく，一人ひとりの歩んできた時代背景や個性の把握に努めることも患者対応のうえでは大切です．

3.1.3 身体機能が低下した高齢者へのサポートのポイント

表 3-2 は，薬局における，加齢により何らかの身体機能が低下した高

表 3-2　高齢者へのサポートポイント

確認ポイント	NG ポイント
一人ひとりのペースを見守る ・サポートが必要か聞く	×待ちきれないで手を出す ×サポートが必要と決めつける ×年寄り扱いする
歩行(杖歩行含む)や行動がゆっくり ・転倒の危険がないか注意する ・ゆったりとした雰囲気で接遇する	×急がせる ×薬局内が暗い（明るい屋外から入ると目が慣れるまで時間がかかり転倒する）
段差の有無の確認 ・転倒の危険がないか注意する ・サポートが必要な場合は先に進み手を取ってサポートする	×段差が多くスロープがない ×自分自身が不安定な姿勢でのサポート
いすを勧める場合の確認 ・肘かけがあり座面は膝よりも少し高めのいすが立ち上がりやすい	×立たせたまま ×座面が柔らかい，低い(立ち上がりにくい) ×回転するいすは危険
聞こえているか注意し ・ゆっくり，大きめの声で話す ・やや低めの声のほうがわかりやすい	×聞こえていないことに気がつかない ×小さな声，ぼそぼそ話す ×高い声(聞こえていないことがある)
読めているか注意し ・服薬上の注意事項を繰り返し念押し ・注意喚起を強調する印をつける	×小さい文字，細い文字 ×薄い色の文字 ×同系色の配色(コントラストが低い)

第3章　患者の多様性（ダイバーシティ）と求められる対応

齢者へのサポートのポイントを状況ごとに「確認ポイント」とやってはいけない「NGポイント」という形で整理しました．一人ひとりニーズが異なるため，希望を確認しながら応対しましょう．

3.1.4　高齢者の疑似体験

加齢による身体能力の低下やさまざまな日常生活の動作の不便さを疑似経験することで高齢患者への理解を深めることができます．疑似体験用の装着具も市販されていますが，身近に手に入るもので体験できる手軽な方法を表3-3に示しますので，一度体験してみましょう．ただし，体験するときは周囲に危険がないかを確認し，事故にならないように十分に注意しましょう．

表3-3　簡単疑似体験

体験内容	方法
手指の使いにくさ体験	軍手を2枚重ねてPTPシートから錠剤やカプセル剤を取り出すなどの作業をしてみる
聞こえにくさ体験	脱脂綿で耳栓をして会話してみる ※耳が濡れていないか確認してから耳栓をすること 　脱脂綿は水を吸うと膨張し耳栓が抜けなくなる
見えにくさ体験	エアパッキン（プチプチシート）をアイマスクの形に切り取り，両端に輪ゴムを付けて耳にかけ，身の回りを見てみる
関節の曲がりにくさ体験	段ボールを肘，膝などに巻いてガムテープなどで固定し，物をとったり，歩いたりしてみる
腰の曲がり体験	半分程度まで水を入れた2Lのペットボトルの飲み口に輪っか状の紐を結び付け，そのペットボトルを首からぶら下げて，歩いたり座ったりしてみる

3.2　障害のある人への対応

薬剤師として患者に向き合うときには，障害（者）についての基本的な知識が必要です．障害者基本法・第一章総則（定義）第2条第1項では，「障害者」は「身体障害，知的障害，精神障害（発達障害を含む）その他の心身

の機能の障害がある者で，障害及び社会的障壁により継続的に日常生活又は社会生活に相当な制限を受ける状態にあるもの」とされています．すなわち，何らかの原因により長期にわたり，日常生活または社会生活において，相当な制限を受けている人といえます．ただ，日本には，障害のある人を取り巻くさまざまな法律があり，その法律ごとに「障害者」についての定義が微妙に異なります．本書では，区分を問題にするのではなく，それぞれの障害について理解を深めることを最優先し説明していきます．

※現在の「障害者基本法」は，1970年（昭和45年）に「心身障害者対策基本法」として成立したものが，1993年（平成5年）に改正され，名称が「障害者基本法」に改められた法律です．

3.2.1 身体障害者

身体障害者は，身体障害者福祉法・第4条では，「別表に掲げる身体上の障害がある18歳以上の者であって，都道府県知事から身体障害者手帳の交付を受けたものをいう」とされ，別表として身体障害の範囲は①視覚障害，②聴覚又は平衡機能の障害，③音声機能，言語機能又はそしゃく機能の障害，④肢体不自由，⑤内部障害などの障害が挙げられています．また，内部障害には，「心臓機能障害」，「じん臓機能障害」，「ぼうこう・直腸機能障害」，「ヒト免疫不全ウイルス（HIV）による免疫機能障害」，「肝臓機能障害」，「呼吸器機能障害」，「小腸機能障害」があります．

※18歳未満は障害児に区分され，身体障害者手帳の交付の対象．

3.2.2 身体障害者の割合

厚生労働省の「令和4年生活のしづらさなどに関する調査」によると，身体障害者手帳を所持する人は全国で4159千人です．そのうち最も多い障害は肢体不自由（1581千人）で，内部障害（1365千人），聴覚・言語障害（379千人），視覚障害（273千人）が続きます（表3-4）．それぞれの障害について65歳以上の占める割合は，内部障害は約80％，聴覚・言語障害は約68％，視覚障害は約68％，肢体不自由は約66％となり，全体では障害者の約71％を65歳以上が占めています．今後も，身体障害者におけ

第3章 患者の多様性（ダイバーシティ）と求められる対応

表 3-4　年齢階級別身体障害者手帳所持者数（年次推移）

	総数	0～9歳	10～17歳	18～19歳	20～29歳	30～39歳	40～49歳	50～59歳	60～64歳	65～69歳	70歳以上	不詳
令和4年	4,159	47	49	9	87	86	205	344	254	371	2,591	116
平成28年	4,287	31	37	10	74	98	186	314	331	576	2,537	93
対前回比(%)	97.0	151.6	132.4	90.0	117.6	87.8	110.2	109.6	76.7	64.4	102.1	124.7
令和4年内訳												
視覚障害	273	1	5	1	5	7	13	32	17	28	159	6
聴覚・言語障害	379	4	6	2	9	11	21	22	21	19	240	24
肢体不自由	1,581	30	23	6	52	32	88	154	113	166	884	34
内部障害	1,365	6	10	1	11	21	43	77	70	113	975	37
障害種別不詳	562	6	6	1	9	16	39	59	34	44	334	16
（再掲）重複障害	727	19	16	5	32	19	58	74	49	62	370	22

厚生労働省社会・援護局障害保健福祉部が 2024 年に公表した「令和 4 年生活のしづらさなどに関する調査（全校在宅障害児・者等実態調査）結果一覧」から改変引用.

る高齢者の割合は高水準で続くと考えられます．以下，身体障害者のそれぞれの障害について「概要」と「日常生活の不便や困りごと」，それらへの「対応」について代表的な事例を述べます．

3.3　肢体不自由

　肢体不自由とは，上肢，下肢，体幹における運動機能の障害です．先天的な疾病から後天的な事故や疾病まで，原因はさまざまです．以下，代表的な原因疾患とそれにより生じる状態などについて説明します．

3.3.1　原因疾患

① 脳性麻痺

症状：顔面・手足の麻痺，不随意運動，失語症，片麻痺など

　出生前，分娩中または出生直後に，酸素欠乏や感染症により脳細胞が損傷を受けたり，脳に奇形が生じたりした結果，起こる麻痺です．姿勢や運動面に支障をきたし，移動については自分で歩行できる状態から車いすが

必要な状態までさまざまです．自分の意思に関係なく体が動く不随意運動が生じたり，手足に硬直が生じたりしていることがあり，細かい作業が困難です．また，言語障害を伴う場合も多くあり，重度障害の方では知的障害と重複している場合もあります．

② 筋ジストロフィー症

症状：筋力低下による運動機能障害

筋肉を構成する繊維が壊死または変性していき，筋力が衰えていく進行性の疾患で，原因は不明です．進行性のため，歩ける状態から徐々に歩行困難となり，車いすの使用に至ります．幼少期から成人まで発症時期はさまざまです．「デュシェンヌ型」は，15歳ごろに全介助となり人工呼吸器が必要となります．いずれも自己決定能力や判断能力は健在であるため，本人の意思を尊重して支援する必要があります．

③ 脊髄損傷

症状：損傷部位から末端にかけての運動・知覚障害，半身不随

事故や病気が原因で，脳からの指令を受けたり脳に抹消からの刺激を伝えたりする脊髄（背骨）が損傷することにより，損傷部位から末端において運動・知覚機能に障害が起こります．

腰椎を損傷すると下半身不随となり，車いすが必要になります．運動機能だけでなく，知覚機能つまり感覚を失っているため，痛さや熱い，冷たいも感じません．そのため火傷，骨折，怪我，褥瘡への注意が必要です．また，排尿，排便のサポートが必要な場合もあります．胸椎を損傷すると，さらに手が動かしづらい，強い力が入らないなどの症状が加わり，日常生活で車いすや自助具を使わなければなりません．脊髄の一番上の頸椎損傷の場合は，上記の脊髄損傷の症状に加えて，体温調整が困難になります．人工呼吸器なしでは生活できない場合もあり，さまざまな配慮が必要となります．

④ 脳血管障害

症状：片麻痺，失語症など

　いわゆる「脳卒中」のことで，具体的には脳梗塞，脳出血，くも膜下出血が原因疾患として挙げられます．脳血管障害の大半は加齢が原因のため，人生の後半に障害をもつことになります．後遺症により，左右どちらか片麻痺になる場合が多く，軽度の場合は杖歩行したり，下肢装具をつけてゆっくり歩くことが可能です．車いすを使用する場合も片方の手足でコントロールします．片麻痺が重度の人は寝たきりになります．また，脳血管障害による右半身麻痺（左脳の損傷）の症状の人に見られる障害が失語症です．失語症は，発語できるが聴覚的理解ができないタイプ，聴覚的理解はできるが発語ができないタイプ，そして聴覚的理解も発語もできないタイプがあります．左半身麻痺（右脳の損傷）では，空間認知機能が低下し，頭でわかっていても行動できない場合があります．

⑤ 関節リウマチ

症状：関節の炎症，こわばり，痛みから関節の変形など

　20〜70代の女性に多い慢性的に進行する関節炎の一つです．多関節が侵され，多くの場合，関節を動かすと痛みを感じます．また，痛みのほかにも関節の変形，腫れや拘縮などが出て，日常生活に支障が出ます．投薬による痛みの除去や変形した関節の外科的な手術が行われます．特に，足などの力のかかる部分は，大きな負担に耐えられなくなります．そのため，症状が重くなると車いすを使う場合があります．

⑥ 多発性硬化症

症状：単麻痺，四肢麻痺，しびれる，力が入りにくい，ふらつく，視野が
　　　欠ける，しゃべりにくい，二重に見えるなど

　原因不明の自己免疫性疾患で，手足のうち一肢のみが麻痺する単麻痺，両側の下肢が麻痺する対麻痺，片側上下の片麻痺，手足の全肢が麻痺する四肢麻痺，運動機能低下以外にも視覚障害，感覚障害，排尿障害，認知症

3.3 肢体不自由

など，さまざまな神経症状が発症する進行性の疾患です．近年，日本でも増加傾向といわれています．

3.3.2 上肢・下肢に障害のある人の日常生活での不便

　同じ部位に損傷が生じているとしても，治療やリハビリテーションによって，それぞれ差異があり，症状や不便を一律にとらえることはできませんが，ここでは，上肢・下肢の切断や運動機能に障害がある人，関節の可動域に制限がある人，また脳性麻痺で不随意運動や発語に障害のある人，それら複合的に障害のある人の日常的な不便について代表的な事例のみを**表 3-5** にまとめました．

表 3-5　上肢，下肢，言語に障害のある人の困難事例

困難の種類	困難の内容
手を使う作業 （脳性麻痺・手の麻痺）	・把持（しっかりつかむ） ・指先での細かい作業（食事・排泄，筆記など） ・複数の作業を同時にする ・重量のある物の操作
コミュニケーション	・言語の障害，不随意運動などにより意思の伝達 ・文字の記入やページめくり，狭い場所への記入
移動に関すること	・段差の歩行，長距離の移動 ・杖や歩行器を使用する場合は十分な幅が必要 ・床面の素材や状態で転倒しやすい
移動以外のこと	・立ったままの姿勢

3.3.3 上肢・下肢に障害のある人へのサポートのポイント

　障害の種類や症状が同じでも，必要とされるサポートは一律ではありません．障害者のある人それぞれの個性やニーズを把握して対応することが大切です．また，体調が悪いときに表出する症状もあるので，同じ個人であっても決めつけないで，ニーズが変化することを理解し応対しましょう．**表 3-6** に代表的なサポートポイントをまとめました．

第3章 患者の多様性（ダイバーシティ）と求められる対応

表3-6 上肢, 下肢, 言語に障害のある人のサポートポイント

確認ポイント	NGポイント
・介助が必要か, 自力で行うか確認する	×確認することなく, すべてに介助する
操作が必要なとき ・軽い力でできる ・細かな作業を要求していない ・手が届く範囲	×重いものを動かせる ×指先の細かな作業の要求や（狭い場所への）文字の記入をさせる ×ものを掴ませる ×手が届かない設備
・段差がない （段差があるとき） ・段差解消スロープやボードがある	×段差, 階段のみで段差解消スロープやボードがない
・必要な場所に手すりがある ・杖置き場, 荷物置き場がある	×手すりがない ×杖で片手, もしくは両手が塞がっている
・座位や楽な姿勢で応対する ・席まで出向く ・ところどころに休憩場所やいすがある	×立たせたままで応対する ×休憩場所やいすがない ×長距離を歩かせる
・すべりにくい材質の床	×すべりやすい材質の床 ×雨などで, 濡れたままの床
会話が聞きにくいとき ・一言ひと言確認する 迅速な問題把握のときは ・一つの質問に対し「イエス」「ノー」や端的な数字で答えられるような聞き方で確認する（閉じた質問）	×わかったふりをする ×言語能力への依存が高い質問「どうしました?」「どのような症状ですか?」など, 相手にたくさん答えさせる質問（開いた質問）をする ×子ども扱いする
介助者同伴のとき ・本人に話す, 判断を請う	×介助者に向かって話す, 質問する ×理解力が乏しいと疑う ×子ども扱いする
代筆するとき ・本人のニーズを確認して行う	×頼まれてないのに代筆する

3.3.4 車いす使用者の日常生活での不便

車いす使用者は100万人とも200万人ともいわれ, 高齢化とともに年々増加しています.

車いす使用者の移動に関する不便と移動以外の日常動作に関する不便について, 代表的な困難例を表3-7にまとめました.

3.3　肢体不自由

表 3-7　車いす使用者の困難事例

困難の種類	困難の内容
移動に関すること	・入口が狭い，通路が狭い，通路にものが置かれていると移動が困難 ・交差点や入口など，小さな段差でも越えられない ・階段や陸橋は自力では昇降ができない（車いすごと担がれるときに危険を感じる） ・きつい傾斜のある坂 ・緩やかでも長い坂は途中に休憩する踊り場がないところの移動 ・車道にかけて傾きがある歩道は車道に出てしまいそうで危険を感じる ・十分な空間がないと方向転換ができない ・電車，バスなど，乗り物の乗り降り ・すべりやすい材質の床，濡れた床の移動 ・表面の凸凹がきつい道路や通路の移動 ・外開きや内開きの扉・重たい引き戸は開けにくい ・格子幅が広い溝カバーにキャスター（前輪）が挟まる ・雨天時，傘をさせず濡れてしまう
移動以外のこと	・高い位置にあるものが見づらい ・高い位置にあるものに手が届かない ・カウンターやテーブルは天板の高さが 70 cm 以上ないと脚が入らず近づけない ・落としたものを拾えない，もしくは拾いにくい ・トイレ内では，手すりの有無，手すりの位置，広さによって使用が困難になる

このような困難さがある一方で，介助する同伴者がいる場合や自身で自由に走行できる車いす使用者は，特段のサポートを必要としない場合も多くあります．しかし，前述のような状況に車いす使用者が直面している場合，さりげなく見守り，困っていそうなら「大丈夫ですか．何かお手伝いすることはありませんか」などと声をかけ，サポートが必要か聞きましょう．

3.3.5　車椅子使用者のサポートポイント

車いすでの移動を支援する場合は，表 3-8 にまとめた確認ポイントに注意しつつ，サポートしましょう．なお，車いすのパーツの名称は図 3-3 を参照してください．

表 3-8　車いす使用者の介助するときのサポートポイント

確認ポイント	NG ポイント
フットレスト ・乗車前後は上げておく ・乗車中は下ろして被介護者の足が載っているか確認する ・移乗時に上げたフットレストにふくらはぎが接触しないよう注意する	×フットレストに足が載っていない 　移動時に足が地面と接触する ×移乗時にフットレストに接触する 　硬い素材のため皮膚が弱った高齢者など，皮膚接触によるけが事例がある
・走行中は常に車いすから手を離さない ・停まるとき，離れるときは必ずブレーキをかける	×ブレーキをかけずに車いすから離れる 　少しの傾斜でも車いすが転がり，車道に飛び出す，ぶつかるなど危険
・狭い場所を通過するとき，被介護者の手足が障害物とぶつからないか確認（周囲にも「通ります」などと声掛けする）	×狭い場所を粗暴に通過する 　手足が壁や物にぶつかる，振動で座席から転げ落ちるなど危険がある
・被介護者に動作を声に出して説明する（前輪を上げるとき「前を上げます」など）	×被介助者に声かけしない 　次の動作が予想できず，不安や恐怖を感じる
・被介護者に速度を確認しながら進行する	×スピードを出し過ぎる 　車いすに乗っている人は，押している人よりスピードを感じる
・車いすでの方向転換は，停止または低速で行う	×急に曲がる 　バランスを崩し転倒の危険がある
・急傾斜を下るとき，高いほう向きで進行すると恐怖感が低減する	×急傾斜を下るとき，低いほう向きに移動すると，前に転げ落ちたり恐怖を感じる

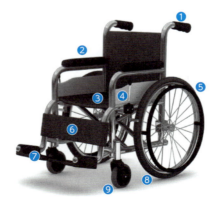

❶ 介助用にぎり
❷ アームレスト
❸ 座席
❹ ブレーキ
❺ ハンドリム
❻ レッグレスト
❼ フットレスト
❽ 後輪
❾ 前輪

図 3-3　一般的な車いすのパーツの名称

3.4　視覚障害

　視覚障害は，視覚機能に障害があるため，眼鏡やコンタクトレンズなど
で矯正しても十分な視覚情報を得ることが困難，または不可能になってい
る状態です．先天性と後天性，また見え方の程度によって，ニーズが異な
ります．以下，視覚障害について説明します．

3.4.1　「盲」と「弱視」

　視覚障害は，視覚をもたない「盲」（全盲）と残存視覚のある「弱視」（ロー
ビジョン）に分けられますが，明確な区別があるわけではありません．視
覚障害者における内訳は，おおまかに「盲」30％，「弱視」70％といわれ
ています．令和4年「生活のしづらさなどに関する調査」によると，視覚
障害者は全国で約27万3千人，そのうち障害1級 の方を全盲とした場合，
11万3千人が全盲で，弱視は16万人となります．しかし，弱視は身体障
害者手帳を申請していない人も多く，実態は100万人以上ともいわれ，今後，
さらに増加すると考えられています．

　「盲」の原因は，先天性と後天性があります．後天性には，現在，中高
年の失明原因の1位の緑内障，2位の糖尿病網膜症，そして網膜色素変性
と加齢黄斑変性などがあります．一方，「弱視」の原因は，先天性の白内
障など重い目の病気や，乳幼児期の斜視や強度の屈折異常など，さらに外
傷性や炎症性(関節リウマチなど)，感染性(副鼻腔感染症など)などさまざ
まです．「弱視」は眼鏡で矯正しても一定以上の視力が出ない状態で，視
覚による日常生活を送ることは可能ですが，かなり不自由を感じます．

3.4.2　「弱視」の見え方

　弱視の見え方は千差万別で，視力が出ない，視野が狭い，そのほか，滲
んでみえる，ゆがんで見える，光が走るなど，さまざまな症状があり，ま
た同じ人でも，天候や時刻，その日の調子によって変化するといわれてい
ます．以下，表3-9 にその見え方の種類と代表的な対応を示します．

第3章 患者の多様性（ダイバーシティ）と求められる対応

表 3-9 弱視の見え方例と対応

状態	対応
① **遠くのものが見にくい** ・眼鏡やコンタクトでも矯正されない ・ピントが合わず大雑把に見える ・細かいところがつぶれて見えない ・白いもやの中で見ているように見える	・物に近づいていく ・単眼鏡，望遠鏡，携帯電話のカメラのズーム機能を使用
② **近くのものが見えない** ・顔に付くくらい近くで見ても見えない （鮮明に見えない，一部しか見えない）	・自分にとって一番見やすい距離を見つける ・拡大コピー，ルーペ，拡大読書器（本，参考書など）を使用
③ **まぶしくて見えにくい** ・角膜，水晶体，硝子体が濁り，光量の調整がうまくいかない ・強い日差しでは一面が真っ白に見える ・照明，テレビやパソコン・携帯電話などの画面が眩しい	・サングラス，遮光グラス等で光量を調整，白黒反転，周辺光をカット
④ **視野狭窄（中心部分の狭い範囲のみ見える）**（緑内障，網膜剥離，網膜色素変性，脳疾患，虚血性視神経症など） ・近くのものが見えにくい（見失ったり，ぶつかったりする） ・遠いほど視野が広がり見やすくなる	・遠いところに基準にして生活する ・福祉用具：適切な眼鏡の装着，縮小ルーペ（凹レンズ），逆単眼ルーペ，タイコスコープの使用
⑤ **中心暗転（中心部が見えない）**（加齢黄斑変性，糖尿病黄斑症，視神経萎縮，視神経炎など） ・遠くのものがよく見えない，注意しにくくなる ・周辺は見える ・近いほど暗点が小さくなり隠れていたところが見える	・近くを基準にして生活する ・福祉用具：適切な眼鏡の装着，拡大鏡（ルーペ，拡大読書器）の使用

3.4.3 発症時期で異なるニーズ

　先天性の視覚障害者は，早くから点字を習得している場合が多く，第一言語となっています．また，視覚的経験が少ない，もしくはない場合は，日常的な事物を視覚イメージとして捉えることは得意ではありません．たとえば，触知シールで朝＝上る太陽，夜＝沈む太陽，寝る前＝星のマーク

を触っても伝わりにくい場合があります．一方，中途視覚障害の人は，視力を失うまでの視覚的経験が豊富で，日常的に使用する言葉によって視覚イメージを描くことは可能です．それだけに，中途視覚障害の人との話し言葉によるコミュニケーションでは，特に正確に伝えることを心掛けなければなりません．たとえば場所を聞かれた場合，100 m 先にある場所を50 m 先といい加減に伝えてしまうと，目的地にたどり着けない場合があります．言葉の選び方にも配慮が必要です．

3.4.4 視覚障害者の日常での不便とサポートするもの

視覚から得る情報は，感覚情報の 80% 以上を占めるといわれています．視覚に障害があると情報取得に制約が生じるため，日常生活は非常に不便で危険にさらされることも少なくありません．しかし，同じ視覚障害者でも，全盲か弱視か，先天性か後天性かによって不便の内容や困りごとには違い

コラム

盲導犬はお仕事中

「身体障害者補助犬法」（2003 年 10 月施行）により盲導犬，聴導犬，介助犬などの補助犬は，飲食店，スーパー，ホテル，デパートなど不特定多数が利用する場所では受け入れが義務付けられました．病院，診療所，クリニックも例外ではありません．盲導犬がリードではなくハーネスを付け

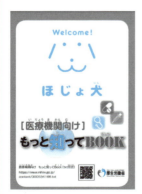

ているときは仕事中です．仕事の邪魔をしないように「触らない」「呼びかけない」「食べ物を与えない」を守りましょう．また，盲導犬は信号を判断できません．視覚障害者が周囲の音から判断して盲導犬を促します．騒音で信号の音が聞こえないために迷ったり，いつもの道が工事中で困ったりしている様子であれば，声かけをしましょう．

厚生労働省が発行している冊子『ほじょ犬もっと知って BOOK（医療機関向け）』https://www.mhlw.go.jp/content/000537940.pdf を参照してください．

があります．また，弱視者の見え方も千差万別で，不便の内容に差異があります．ここでは，個々に違いはあるものの，視覚に障害のある人が日常に感じている代表的な困難例とサポートするものやサービスを表3-10にまとめました．

表3-10 視覚障害のある人の困難事例とサポートするもの，サービス（1）

困難の種類		困難の内容
① 歩行／移動に関すること		・「落ちる」「ぶつかる」「つまづく」など危険がある ・乗り物，エスカレーター，エレベーターの乗り降りの場所やタイミングがわからない ・障害物に気づかない ・階段や段差が危険
② 位置と方向／方角に関すること		・目的の場所がどこにあるか，どのようにしていくかわからない ・現在の方角がわからない ・物の位置がわからない
サポートするもの、サービス	誘導用ブロック	視覚障害者を安全に誘導するために地面や床に設置されたブロック．表面に突起があり足裏の触感で認識できるようになっている．線状の「進行方向を指示（GO）」と点状の「危険の警告と停止（STOP）」の2種類が基本となっている
	白杖	視覚障害者が歩行時に使用する白い杖．障害物の確認，衝突の回避，周囲の様子を探る，周囲に視覚障害者であることを知らせる目的などに使用（弱視者では使用しない人もいる）
	盲導犬	視覚障害者が安全にスムーズに歩行，行動するためにサポートするよう訓練された犬
	クロック・ポジション	物の位置を説明する場合，視覚障害者の位置を6時とし，時計の文字盤に見立てて説明する方法
	ガイドヘルパー	外出の際などに移動や行動をサポートする人

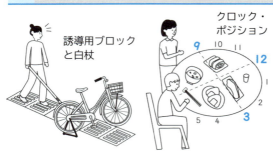

誘導用ブロックと白杖

クロック・ポジション

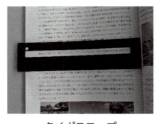

タイポスコープ

3.4 視覚障害

表3-10 視覚障害のある人の困難事例とサポートするもの，サービス（2）

困難の種類	困難の内容
③ モノの識別に関すること	・物の見分けができない ・（位置が変わると）見つけられない ・金銭授受のとき，硬貨や紙幣の種類やカードの裏表がわからない ・セルフレジなどの機器の操作をするとき，音声案内やサポートがないと困難
④ 読み・書きに関すること	・墨字（視覚を使って読み書きする文字）が読めない ・案内標識のある場所が（音声がないと）わからない ・自筆のサインが困難

	サポートの種類	内容
サポートするもの、サービス	拡大／縮小ルーペ	手軽に使用できる拡大鏡または縮小（視野拡大）鏡（照明付きもある）
	拡大読書器	文字を拡大してモニター画面に映し出すことができる器機
	単眼鏡	遠くにある黒板や信号機やバスの行き先，時刻表等を見るために使用する拡大鏡
	逆単眼鏡	視野拡大鏡．単眼鏡を逆向きに使用すると，視野拡大鏡として利用でき視野狭窄がある視覚障害の人に有効
	タイポスコープ	反射のない黒い紙にスリット（細長い窓）を開けたもの．文字を読むときに固視がよくなり眩しさが軽減され読みやすくなる（黒い紙を切り抜いても作成可能）
	点字・点字タイプライター・点字ディスプレイ・点字盤	縦3点，横2点の盛り上がった6点で構成された表音文字．指先の感覚で読み取ることができる．点字を書き写すタイプライターや，スクリーンリーダーなどが出力した情報を点字に変換する機器である点字ディスプレイ，点字を紙に打つ道具である点字盤がある
	情報端末デバイスの見やすい機能	文字拡大機能，白黒反転などハイコントラスト機能など，見やすくする機能
	情報端末デバイスの音声変換機能	視覚情報（画像情報）を音声情報など他の感覚器官で理解できるように変換する機能 例：音声読み上げソフト，二次元コードを音声に変換するなど（第4章，第5章で詳細掲載）
	AI音声認識サービス	スマートスピーカーに対して話しかけると，デバイスに搭載されたAIアシスタントがニュース，天気予報などの情報を音声として提供する．照明，温度，電子機器などのホームデバイスをコントロールする． 情報検索のサポートをする 例：AmazonEcho，GoogleHome

第3章 患者の多様性(ダイバーシティ)と求められる対応

表3-11 視覚障害者の基本的な誘導法の確認ポイントとNGポイント

確認ポイント	NGポイント
歩行補助 　白杖をもっていないほうの手で，腕または肩をもってもらい，斜め前に立って誘導する	×急に視覚障害者の体に触れる ×衣服，腕，白杖などを掴む
狭い場所や人混みの歩行補助 　視覚障害者の前に立って誘導する	×後ろから視覚障害者を押す
声かけ 　通路の状況，方向変換などについては「狭くなります」「3m行くと右に曲がります」と先に声に出して伝える	×状況を声で伝えないで誘導する
いすを勧める 　背もたれや座面を手で触ってもらい位置や高さを確認してもらう	×いすを勧めない ×いすの様子を確認してもらわない(不安定に座ってしまう) ×不安定ないすに座らせる
会話中に離席するとき 　「今から少し離れます」と声かけする	×声かけしないでその場から去る（離席したことに気づかないので1人で話し続けることになる)

3.4.5　視覚障害者を誘導するときのポイント

　バリアフリー化が進み，視覚障害者をサポートするさまざま補助具やアプリが活用できるようになったことで，今日，視覚障害者の活動範囲が広がっています．しかし，通い慣れた道が工事中だったり，店舗が改装され

コラム

介助者は家族とは限らない

　薬局に来局した患者が視覚障害者で同伴者を伴っている場合，同伴者が家族とは限りません．視覚障害者から依頼されたガイドヘルパーであるケースも多く見られます．患者本人と同居しているわけではないので，服薬指導などの説明をしたり，ものごとを決定してもらったりするときは，ガイドヘルパーと話すのではなく，障害者本人が帰宅後も正しく服薬できるよう，視覚障害の方と向き合って話しましょう．車いすの患者さんも同様です．目線が合う介助者に話しがちですが必ず，患者本人と話しましょう．

> **コラム**
>
> ## 点　字
>
> 　一マスに最大6つ（縦3つ，横2つ）の点の有無と位置により表される文字・数字・符号です．読むときは，凸面を両手の人差し指で左から右になぞって読みます．書くときは，点字器でシールや専用の用紙に右から左に打ち込み，凹面を作成します．墨字（視覚を使って読み書きする文字）の上に点字を表示すると晴眼者にもわかります．自分で点字を用いて文章を作成するときは，視覚障害者の人に意味が通じるか確認してもらいましょう．
>
>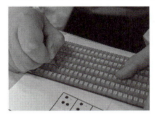
>
> 社会福祉法人日本点字図書館　点字器 N632

たり，状況に変化が生じることで歩行や対応に困ることがあります．表3-11 にまとめた視覚障害者のサポート方法，誘導方法の基本的なポイントを理解しておきましょう．

3.4.6　視覚障害者の情報アクセシビリティ

　視覚障害者にとって，「読むこと」「書くこと」は非常に困難なこととされていました．表3-10 の「情報の収集をサポートするもの」で示した，さまざまな情報支援機器や ICT（情報通信技術）は有効です．

　特に「読むこと」は，ソフトウェアの「スクリーンリーダー」など「音声読み上げソフト」を用いてウェブページを閲覧することが可能です．しかし，文字は読み上げられますが，画像や写真はキャプションが付いていないと読み上げられず，その存在すらわかりません．また，1ページの情報が多すぎると必要な情報にたどり着けないこともあります．薬局の情報などをウェブ上で公開するとき，画像や写真などにキャプションがついているか，情報が整理整頓されているかなど，第2章で述べたウェブアクセシビリティの視点でも確認したいものです．

第3章　患者の多様性（ダイバーシティ）と求められる対応

3.5　聴覚障害

　令和4年「生活のしづらさなどに関する調査」によると聴覚・言語障害者は約37万9千人です．そのうち聴覚障害者は31万人となっています．さらに65歳以上が全体の約76％を占め，高齢者に多い障害です．また一方，身体障害者手帳を申請していない高齢難聴者は全国で1500万人とも推定されています．聴覚障害は，伝音(性)難聴と感音(性)難聴，さらに伝音(性)と感音(性)が混合するタイプに分けられます．

・伝音(性)難聴(外耳～中耳に損傷)

　薬物投与などで改善することが多い外耳道炎，急性中耳炎でも一時的に伝音難聴になることがあります．また，滲出性中耳炎などでは手術が必要なこともあります．しかし，いずれも医学的治療が可能な場合が多く，治療が困難でも補聴器で聞こえることが多いのが特徴です．

・感音(性)難聴(内耳～聴中枢に損傷)

　突発性難聴，騒音性難聴，加齢性難聴，先天的難聴があり，一般的に治療が難しく，補聴器などで改善が見られる場合もありますが，個人差が大きいのが特徴です．

3.5.1　聴覚障害者の分類

　聴覚障害者は，大きく「ろう(あ)者」「難聴者」「中途失聴者」の三つに

コラム

聴覚障害と言語障害

　言語障害は，大脳の言語中枢に損傷を受けたり（失語症），肺，気管，鼻，口などの音声器官が十分に機能しない（構音障害）場合に発生します．その程度はさまざまで，リハビリによる成果にも個人差があります．また，聴覚に障害があることが，言語障害につながることがあります．聴覚障害児への適切な発言・発語指導により，言語をうまく使える場合があります．

3.5 聴覚障害

表 3-12　聴覚障害の分類例

区分	聴覚・発話状況	特徴	主なコミュニケーションの手段
・先天性ろう者	生まれつき全く聞こえない	・音声言語を習得する前に失聴した人 ・言語障害を伴うことが多い ・言語学習状況に個人差がある ・手話を第一言語としている人が多い	手話 （文字表現）
・先天性ろうあ者	生まれつき全く聞こえず，話せない		
・先天性難聴者	生まれつき聞こえにくい	・聞こえにくいけれど，まだ聴力が残っている人 ・補聴器を使って会話できる人から，わずかな音しか耳に入らない難聴者までさまざま ・言語障害を伴わないことが多い	音声言語と文字表現 （手話）
・後天性難聴者 ・中途失聴者	中途で聞こえにくくなった		
・後天性ろう者 ・完全中途失聴者	中途で全く聞こえなくなった	・音声言語を獲得した後に，聞こえなくなった人 ・言語障害を伴わないことが多く，ほとんどの人は話すことができる	

全日本難聴者・中途失聴者団体連合会（全難聴）「―より広い社会の理解を得るために―難聴者・中途失聴者問題ハンドブック―私たちが求めているもの―」を参考.

分類することができますが，聞こえの程度や聞こえなくなった時期によってもコミュニケーションの取り方が変わります．また，自分のことをどうとらえるかは，自身のアイデンティティーにもよりますので，厳密な分類は難しいところです．区分の一例を表 3-12 に示します．なお，中途失聴者と難聴者のことを併せて難聴者という場合もあります．

3.5.2　聴覚障害者の日常での不便

聴覚障害者が直面している困難例を表 3-13 にまとめました．周りからの声が聞こえない，相手にうまく返事をしたり意思を伝えたりできないなど，コミュニケーションに関する困難が顕著です．そのため，聴覚障害

第3章 患者の多様性（ダイバーシティ）と求められる対応

表 3-13 聴覚障害のある人の困難事例

困難の種類	困難の内容
① 周囲の方に気づいてもらえない	・「声をかけたのに無視された」などと，相手の気分を害しているかもしれないという不安がつきまとう ・中途で失聴した場合は，聞こえなくなったことを伝えるのに一定期間かかる場合もある ・意思疎通がうまくできないために，孤独感を深めてしまう
② 放送や呼びかけにも気づかない	・銀行や病院などの待合いで呼び出しされたことに気づかない ・店内放送や駅の構内放送などに気づかない ・災害や事故などの緊急情報も音・音声が聞こえず，身の安全を確保できない
③ コミュニケーションの方法を間違われる	・自分に合ったコミュニケーションの方法（手話，筆談，読話など）でないと理解しづらい

は，「コミュニケーション障害」といわれることもあります．

　ここでは，聴覚障害者の有効なコミュニケーションのツールとなる手話，口話，読話，筆談，そして要約筆記について解説します．それぞれの聴覚障害者が活用できるコミュニケーションツールを理解し，障害者のニーズに応じて適切な方法を選ぶようにしましょう．

① 手話

　手・指・体の動き，表情などで意味や内容，感情を表す視覚言語です．1878（明治11）年に，ろう教育がスタートすると同時に，手話が作られ，ろう（あ）者の第一言語とし発展してきました．全世界共通ではなく，国によって，さらには日本国内でも地域や時代によって多少の差異はあります．近年では，中途失聴者・難聴者にも音声コミュニケーションを補う手段として，手話を身に着ける人が増えてきました．なお，手話通訳士資格（厚生労働大臣認定）保有者数は 23,932 人（2022年時点）です．

② 読話

　相手の口の動きから話し言葉を読み取る方法．長文を理解するのではなく，部分的に単語を読み取ります．しかし，日本語には，同口形異音（タ

3.5 聴覚障害

コラム

手話は言語である

　2006年の国連障害者権利条約において「手話は言語」と定義されました．それだけではなく，2011年に交付された改正障害者基本法では，基本原則の一つとして条文「全て障害者は，可能な限り，言語（手話を含む．）その他の意思疎通のための手段についての選択の機会が確保されるとともに，情報の取得又は利用のための手段についての選択の機会の拡大が図られること．」が明記されました．手話は「言語」の一つとして強く位置づけられています．そして，理念にとどまらず，手話言語として「手話を獲得する」「手話を学ぶ」「手話で学ぶ」「手話を使う」「手話を守る」の5つの権利の保障を求めて，手話言語法の制定のため，ろうあ者と手話通訳者の運動が現在も行われています．

マゴとタバコ，パパとママなど)や，口の動きからは見分けが困難な音(キ，シ，チ，ニ，ジ，リ）があるため，口形のみで正確に話を理解することは困難です．読話を行うときは，口の動きだけでなく，顔の表情や手ぶり，文脈からの推測，ときには筆談も加えて総合的に話の内容の理解を図ります．なお，表3-14に読話をコミュニケーションツールとして活用するポイントとNGをまとめています．

表3-14　読話をコミュニケーションツールとして活用するための確認ポイントとNG

確認ポイント	NG
・表情を豊かにする	×暗い場所で話す
・正面に立つ	×後ろからの光(逆光)で口が見えない
・目を見て話す	×マスクを着用して口が見えない
・音節のかたまりごとに，ややゆっくり話す	×一字ずつ区切って話す
・なるべく近く(1メートルくらい)で明瞭に話す	×3人以上で会話する(集中できない) ×長い文章で話す
・間違いやすい言葉は「筆談」を併用する	×ぼそぼそと話す
・通じないときは　①繰り返す 　　　　　　　　　②違う言葉で言い直す 　　　　　　　　　③筆談する	×オーバーアクション(聞こえないことを周りにアピールすることになる)

③ 口話（話に用いられる音声言語）

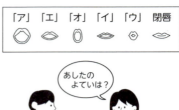

　ろう者に日本語を習得させる目的で，ろう学校では正しく発音する「口話」が教育に組み込まれています．相手の口の形から言葉を読み取り（読話），また，その口の形をまねることで言葉を発します．自分の発音を聞きながら調整することが困難であるため，発音の明瞭さには個人差があります．

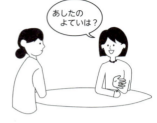

④ 筆談

　紙や携帯用ホワイトボード，磁気メモボードなどにその場で文字を書いて伝えあう方法です．スマートフォンやパソコン画面も使用できます．離れた場所の視覚障害者とはファックスや携帯メールが便利です．話を細か

コラム

「意思疎通支援事業」とは

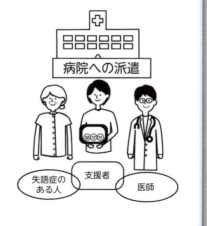

　意思疎通支援事業とは，障害者の自立，社会参加の促進を目的とした障害者総合支援法に基づく地域生活支援事業（市町村や都道府県が主体となり行うべきとされている）です．障害（聴覚，言語機能，音声機能，視覚，盲ろう，失語，知的，発達，高次脳機能，重度の身体障害など）や難病のため，意思疎通に支障がある障害者などとその他の者の意思疎通を支援するために，ICTの活用推進や手話通訳者，要約筆記者，代読，代筆支援などの派遣や養成を行います．また国は，指導者の養成を担います．

表 3-15 筆談をコミュニケーションツールとして活用するための確認ポイントと NG ポイント

確認ポイント	NG ポイント
・簡単な単語で短く文章を書く	×長すぎる文章や会話文を書く
・わかりやすい言葉で文章を書く	×比喩などのたとえ話を用いる
・丁寧に読みやすい(大きめに)文字を書く	×敬語を使いすぎる
・横書きに書く	×平仮名だけで書く
・適宜，漢字も入れる	×まわりくどい文章を書く
・難解な，文字，言い回し，熟語は裂ける	×暗い場所で筆談する
・日時は具体的に表示する	
・アラビア数字(123…)を使う	
・地図や方向を示す矢印も使う	

く伝えるときに有効です．表 3-15 に確認ポイントと NG をまとめました．

⑤ **要約筆記(ノートテイク)**

話された内容をその場で文字にして伝える方法を要約筆記といいます．一般的

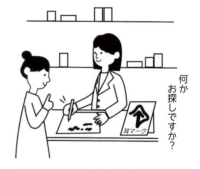

コラム

コミュニケーション支援アプリ

スマートフォン用音声認識アプリも種々開発され，利用が進んでいます．一例を示すと，「こえとら」(https://www.koetra.jp/)は，音声を文字に，また文字を音声に変換し，健聴者と聴覚障害者のコミュニケーションを円滑にします．手書き入力や定型文が使用できるなど多機能なので，授業や会議などでも便利です．

また，「UD トーク」(https://udtalk.jp/)は音声認識と自動翻訳を活用したコミュニケーション支援アプリです．会話やスピーチをリアルアイムで文字化します．150 カ国以上の多言語翻訳の機能もあり，障害の有無，言語の違いにも対応しています．またデバイスにキーボードを追加することで，パソコンへの文字入力支援ができます．その他，文字起こしや議事録作成支援が可能です．

に講演会や会議に参加するときに，情報保障として用いられます．発言内容をオーバーヘッドプロジェクター（OHP）に映す方法や，聴覚障害者の隣に座ってメモをする方法があります．最近では隣でパソコン画面に入力する方法も増えてきています．また，要約筆記する人のことを要約筆記奉仕員（ノートテイカー）といい，地方自治体などでは，派遣や遠隔要約筆記の支援を行っています．

3.6　内部障害

　「内部障害」は，身体の内部の臓器に障害がある状態で，身体障害者福祉法に基づく身体障害の考え方である ① 身体機能に一定以上の障害があること，② 永続する障害であること，③ 日常生活が著しい制限を受ける程度であることなどの基準に合致すると，1級から4級までの認定になります．内部障害は，身体障害の中でも「肢体不自由」に次いで多く，65歳以上の割合が最も高いことが特徴です．「内部障害」には，「心臓機能障害」，「じん臓機能障害」，「呼吸器機能障害」，「膀胱・直腸機能障害」，「小腸機能障害」，「ヒト免疫不全ウイルスによる免疫機能障害」，「肝臓機能障害」の7つに分類されます（表3-16）．

表3-16　身体障害者手帳を所持する内部障害者数と内部障害の種類

	総数	65歳以上年齢不詳
	（単位：千人）	
総数	1365	1126
心臓機能障害	770	670
呼吸器機能障害	75	59
じん臓機能障害	316	237
膀胱・直腸機能障害	180	150
小腸機能障害	5	2
ヒト免疫不全ウイルスによる免疫機能障害	6	1
肝機能障害	13	6

2024年厚生労働省「令和4年生活のしづらさなどに関する調査結果」から抜粋

3.6.1 内部障害の日常生活と心理

　内部障害の人は普段は健常者と変わらないように見えることが多いため，疲れやすい，抵抗力がない，ストレスを受けやすいなどの特徴に対して，周囲の人の理解を得られにくい困難さがあります．たとえば，電車やバスの優先席に座っているとマナー違反のように思われるという不安など，外見から「見えない障害」特有の辛さを感じる人も少なくありません．また，内部障害の人は，日ごろから生活リズムを守り，体調を維持することが非常に大事です．そのために定期的に通院したり，継続的に医療ケアや介護を受けたり，また自己管理を行う必要があります．周囲の人が，そのような内部障害の人の心理や状況を理解し協力することが求められます．

　以下，7つの内部障害について解説します．

3.6.2 心臓機能障害

　内部障害の中で最も多い障害で，全身に酸素や栄養素を運ぶ血液を循環させる心臓の機能が低下した状態です．心筋梗塞，弁膜症，不整脈などが原因として挙げられます．心臓の収縮のリズムが不規則な人はペースメーカーを埋め込んでいる場合もあります．表 3-17 は，心臓機能障害の代

表 3-17　心臓機能障害の困難事例と必要な配慮

困難事例	必要な配慮
・動悸，息切れ ・疲れやすい ・階段，早足，重い荷物が原因で脈拍が上がる恐れがある ・室内外の温度差が原因で発作を誘発する恐れがある ・ペースメーカーや除細動器を埋め込んでいる場合は，近くの携帯電話が誤作動を生じさせる恐れがある ・血栓の形成を予防するためにワーファリンなど抗血液凝固薬を服用している場合は，転倒，怪我などによる出血に注意が必要	・風邪などの感染症に罹患させないよう密な状態や換気に配慮する ・会話をするときは，疲れないよういすに座ってもらう ・階段を避けエスカレーターやエレベーターを利用してもらう ・心臓発作を回避するため，恒常的に室温を保つ ・タバコの煙を避けるため，分煙や禁煙に取り組む ・ペースメーカーの誤作動しない電磁波環境を整える ・身動きがとれない状況などでは携帯電話の電源を切るか機内モードなどに切り替える

第3章 患者の多様性(ダイバーシティ)と求められる対応

表的な困難事例と必要な配慮です.

3.6.3 じん臓機能障害

慢性腎不全,糖尿病性腎症などによる障害で,体外に有害な老廃物や水分を排泄できなくなり,不必要な物質や有害な物質が体内に蓄積してしまいます.人工透析により血液中の老廃物や水分を取り除く必要があります.表3-18 は,腎臓機能障害の代表的な困難事例と必要な配慮です.

表3-18 じん臓機能障害の困難事例と必要な配慮

困難事例	必要な配慮
・疲労物質がたまり,疲れやすい ・人工透析のために定期的な通院と時間を要する(社会参加が制約される) ・人工透析による痛み,疲れ,頭が重いなどの症状が出る ・発熱や下痢など脱水状態になると腎臓への負担が増大する ・腎性網膜症・糖尿病性網膜症などにより視力が低下する場合があるため,読み書きが困難な人もいる	・風邪などの感染症に罹患させないよう密な状態や換気に配慮する ・人工透析のための定期的な通院への理解 ・文字の読み書きに支障が出てないか確認

コラム

携帯電話の電波に注意!

近年,電波を発する機器が急激に増えています.スマートフォン,RFID(電子タグ)機器,無線LAN機器,駅の改札口や入退出管理などで使用するワイヤレスカード(非接触ICカード)システム,電子商品監視(EAS)機器などにより,植込み型医療機器が誤作動を起こす危険性があります.総務省は,「各種電波利用機器の電波が植込み型医療機器等へ及ぼす影響を防止するための指針」を策定し,パンフレット「知っていますか?植込み型医療機器をより安心して使用するためにできること」などで注意喚起をしています(以下からダウンロードできます).ただし,市場に出ているすべての機種を調査対象としたものではなく,調査後に新たな機種が出されていることもありますので,医療現場では常に注意をする必要があります.
https://www.tele.soumu.go.jp/resource/j/ele/medical/zentai.pdf

3.6.4　呼吸器機能障害

肺結核後遺症，肺気腫，慢性気管支炎などが原因で，酸素と二酸化炭素を効果的に交換できなくなり，酸素が不足した状態になります．酸素吸入するための酸素ボンベを常に携帯している人もいます．ゆっくりとした日常生活動作では問題がなくても，少し早い動作になると息苦しくなります．息切れが現れたら，呼吸を整えることが大切です．表3-19 は，呼吸器機能障害の代表的な困難事例と必要な配慮です．

表3-19　呼吸器機能障害の困難事例と必要な配慮

困難事例	必要な配慮
・慢性的な呼吸困難，息切れ，咳などの症状があり苦しい状態である ・体調の急変に対する不安やストレスがある ・近くでタバコを吸われると心配である	・風邪などの感染症に罹患させないよう密な状態や換気に配慮する風邪をうつさないように注意する ・話はなるべく長時間にならないよう心掛ける ・いすに座ってもらい，楽な姿勢を心掛ける ・息苦しさ，不安な気持ちへの配慮が必要 ・酸素は支燃性ガスであるため，酸素ボンベの近くでタバコを吸わない ・身体的負担による酸素不足を避けるため階段や重い物の上げ下げなどの活動を回避する

コラム

酸素療法とは

　空気中の酸素濃度（約21％）では酸素を効果的に取り込めない患者には，鼻からチューブで高濃度の酸素を肺に送り込む酸素療法が適用されます．この療法には，酸素濃縮器，液化酸素装置または高圧酸素装置が必要です．自宅外では小型の携帯用濃縮器・タンクを使用します．

　酸素は燃えやすく，爆発する可能性もありますので，これらの機器の周りは火気厳禁です．暖房器具，調理器具の扱いにも当然，注意が必要です．外出時，患者さんは携帯用といえども重いタンクを専用カートに入れてもち運ぶ身体的負担だけでなく周囲の視線へのストレスを感じています．

3.6.5　小腸機能障害

　クローン病，先天性腸閉塞症，小腸軸捻転などが原因で小腸機能障害が生じます．小腸の広範囲に及ぶ切除や病気によって小腸の機能が不十分になり，消化吸収がうまくできず，通常の経口摂取では栄養維持が困難な場合，鼻腔や静脈から栄養を摂取します．表 3-20 は，小腸機能障害の代表的な困難事例と必要な配慮です．

表 3-20　小腸機能障害の困難事例と必要な配慮

困難事例	必要な配慮
・治療のためにステロイドや免疫抑制剤を使っているときは感染に注意する必要がある ・食事に大きな制限，もしくは全く食べられない ・栄養補給のために必要な時間がある ・頻繁にトイレにいく（長時間かかることがある） ・周囲にさぼっているように誤解される ・病気のために栄養状態の低下，貧血になることがある	・風邪などの感染症に罹患させないよう密な状態や換気に配慮する ・栄養補給のために必要な時間やトイレの頻度の多さに配慮する

3.6.6　ヒト免疫不全ウイルス（HIV）による免疫機能障害

　1998 年 4 月より，障害者福祉法による障害認定対象となりました．HIV ウイルスに感染すると，白血球の一種であるリンパ球が破壊され，免疫機能が低下します．そのため，発熱・下痢・体重減少・全身倦怠感などが現れます．HIV ウイルスに感染し，発病した状態をエイズ（AIDS：後天性免疫不全症候群）と呼びます．

　主要な感染経路は性交渉です．その他，出産時や産道通過時，母乳を介した母子感染，注射器具の共用による感染，血液製剤による感染，医療機関での針差し事故など血液を介した感染などがあります．HIV に汚染した血液や精液，膣分泌液，母乳などの体液が粘膜や傷口などに接触することで感染の可能性が高まります．しかし，HIV の感染力は弱くある程度のウイルス量がないと感染しないため，性交渉以外では，社会生活の中で感染する危険性は少ないとされています．

　また，リンパ腫などの血液のがんなどを発病している場合を除いて，エ

3.6 内部障害

イズで死亡することはほぼなくなりました．正しい知識を広め，感染を異常に恐れることに起因する偏見をなくす取り組みが必要です．

職場での対応

障害者雇用促進法では「障害者認定を受けた HIV 感染者を障害者雇用促進の対象とし，雇用主に各種の助成措置をする」としています．周囲が正しい知識をもち，もし本人から感染者であることを打ち明けられたり，偶然知ったりした場合にも，本人が公表していない限りは他人に漏らさず，プライバシーを保護して支援しましょう．一方，本人が公表を望む場合には，勉強会など職場の意識啓発といった必要な配慮を行うことも必要です．当事者が安心して治療を受けられる環境を提供するためにも，困難事例と必要な配慮を理解することが重要になります（表 3-21）．

表 3-21　ヒト免疫不全ウイルス（HIV）による免疫機能障害の困難事例と必要な配慮

困難事例	必要な配慮
・知識がないことによる感染患者に対する偏見 ・感染原因を聞かれる ・プライバシーの確保ができるか心配 ・通院や適正に服薬できる職場環境が必要 ・抵抗力が弱く，病気や感染症にかかりやすい	・風邪などの感染症に罹患させないよう密な状態や換気に配慮する ・ストレスの強い職場を避ける ・感染原因を問わない ・個人情報が漏れないようにする ・HIV 感染者・エイズ患者がけがなどで出血した場合は手袋を使用し，直接血液に触れないようにする

3.6.7　肝機能障害

肝機能障害は，2010 年 4 月 1 日から身体障害者手帳の対象になりました．肝臓は，私たちの体に必要なタンパク質の合成・栄養の貯蔵，人体に不要な有害物質の解毒・分解，そして食べ物の消化に必要な胆汁の合成・分泌を担う大切な臓器です．さまざまな原因により，肝臓の機能が低下すると，感染しやすくなるほか，倦怠感，黄疸，出血傾向（あざができやすい），食道・胃の静脈瘤破裂による吐血，意識障害などが生じやすくなります．表

第3章　患者の多様性（ダイバーシティ）と求められる対応

表3-22　肝臓機能障害の代表的な困難事例と必要な配慮

困難事例	必要な配慮
・風邪などに感染しやすい ・アルコールや症状を増悪する食べ物の摂取量に注意が必要 ・高タンパク質食品の過剰摂取が起こす高アンモニア血症による意識障害に注意が必要 ・塩分の過剰摂取によるむくみの悪化にも注意が必要	・風邪などの感染症に罹患させないよう密な状態を回避し換気に配慮する ・食べ物やお酒を無理に進めない

3-22にまとめた肝機能障害者の困難事例と必要な配慮を理解しておきましょう．

3.6.8　膀胱・直腸機能障害

　大腸がん，膀胱がん，潰瘍性大腸炎・クローン病，先天性奇形，炎症性疾患，脊髄損傷などによる障害で，膀胱または直腸をやむを得ず全摘出したり切断したりすることがあります．その際，尿路変更手術や人工肛門増設手術も併せて受け，腹壁に人工的に排泄口を造設する場合があります．この「人工肛門・人工膀胱」のことを総称して『ストーマ』といい，ストーマを介して便や尿を貯めるパウチと呼ばれる袋などのストーマ装具（図3-4）を利用している人を『オストメイト』と呼びます．内部障害のうちの約20〜30万人がストーマを保有しているといわれています（日本オストミー協会の2013年の調査では約18万人）．オストメイトはストーマのケアに苦労したりストレスを感じたりしています．オストメイトの患者に適切な対応するためには，日常生活や心理について理解する必要があります．次節では，オストメイトについて解説します．

3.7　オストメイト

　ストーマ（人工肛門，人工膀胱）の位置は切断した腸の部位術式によって，人それぞれ違います．また便の性状も，残っている大腸が長いほど固形に

3.7 オストメイト

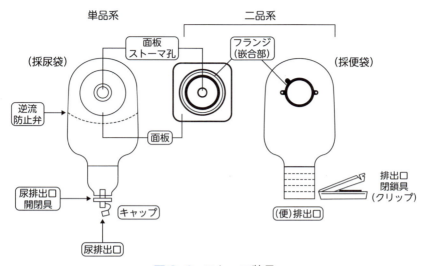

図 3-4　ストーマ装具
ストーマ装具選択ガイドブックを参照.

近くなるなど異なります．オストメイトは，ストーマの周りの腹壁の皮膚に接着させた面板に装着したパウチという排泄物を受ける袋で，尿や便を一時的に受け，トイレの便器へ捨てます．

3.7.1　オストメイトの日常生活の不安と不便

オストメイトにとって大変なのは，ストーマに括約筋がないため排泄をコントロールすることはできず，また神経もないため排泄があってもわからないことです．ストーマの適切なセルフケアは，社会復帰し QOL を保つために大切な要因となります．そのため，入院中からストーマのセルフケアについて指導を受け，習得していきます．個人差はありますが，表 3-23 にまとめたように，さまざまな困難さや心理的不安に直面しています．

3.7.2　オストメイト対応多機能トイレ

2011 ～ 12 年に公益社団法人日本オストミー協会の協力の下，同協会の

93

第3章　患者の多様性（ダイバーシティ）と求められる対応

表3-23　オストメイトの日常生活の困り事と必要な配慮

困難の種類	内容
① ストーマの装着・管理	・腹壁に接着する面板が装着後，徐々に剥がれないか（排泄物の漏れの心配） ・汗などの水分により接着力が落ちて剥がれないか（パウチの脱落の心配） ・排泄物の臭いが漏れないか ・トラブルが起こったとき，駆け込めるオストメイト対応トイレが近くにない ・オストメイト対応トイレがあっても使用中で使えない ・排泄物が皮膚に付着することで起こる皮膚障害 ・ストーマのセルフケアが心配で外出できない，行動が制約される ・外出時にセルフケアのために一式を携帯しているが，なくなると身動きがとれない ・災害時など，セルフケアのための一式が入手できない
② 排泄に対するタブー意識（個人差がある）	・オストメイトであることを知られたくない ・ストーマの悩みを家族や身近な人に相談できない，したくない ・ストーマを見られたくないので温泉やプールに行けない
③その他	・病気の進行への不安 ・高齢になりストーマの管理ができなくなることへの不安
必要な配慮，整備環境	
・安心して外出できるようオストメイト対応の多機能トイレの増設，情報提供 ・オストメイト対応トイレを必要のない人が使用しないよう教育，啓発 ・「オストメイトであることを知られたくない」というプライバシーへの配慮	

　東京および千葉県支部の会員に対して実施された「オストメイトに対する多機能トイレ等の利用実態アンケート調査結果（$n = 243$）」によると，オストメイトは，ストーマのセルフケアのため，常に多目的トイレを使用するわけではなく，普段は通常のトイレで対応する場合が65％でした．しかし，パウチにたまった排泄物を処理するだけでなく，ストーマ装具を交換するとき，装具を洗浄するとき，またパウチの脱落やパウチから排泄物が溢れるなど，トラブルが起こったときには，オストメイト対応トイレを使用します．多機能トイレの設置数について「やや不足感がある」「とても不足している」と回答した人は67.5％にも上ります（図3-5）．

　また，設置されていても，使用中である場合も多く経験されており，

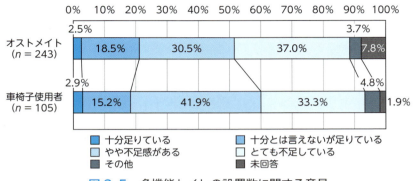

図 3-5　多機能トイレの設置数に関する意見

国土交通省「多様な利用者に配慮したトイレの整備方策に関する調査研究 報告書」「オストメイトに対する多機能トイレ等の利用実態アンケート調査結果」から改変引用.

52.3%のオストメイトが使用を諦めたことがあると答えています．今後も設置数を増やすとともに，オストメイトや多機能トイレの使用についての理解を幅広く深めていく「心のバリアフリー教育」が必要です．

オストメイトが多機能トイレを使用するときには，一定の時間がかかることへの理解も必要です．「ガス抜きをする」「パウチに溜まった便や尿を捨てる」「パウチをすすいで捨てたり，洗ったりしてから再装着する」「ストーマの周囲に付いた汚れを拭き取ったり洗浄したりする」などの動作にかかる時間は，通常時で「6〜10分以内」が最も多く41.6%，トラブル時の使用時間は「11分以上」かかるという回答が64.2%を占めています．

3.7.3　オストメイト対応トイレの設備

以下に，オストメイトにとって必要ないくつかの設備について簡単に説明します(図 3-6)．

① 汚物流し：腹部の清拭・洗浄から，ストーマ装具の交換・装着，そして衣服・使用済みストーマ装具の洗浄をする設備です．水石鹸や温水切り替えハンドシャワー，ペーパーホルダーがそばにあると便利です．また，体を密着できるようなカーブのついた流しや身長が違ってもストーマの位置に合わせて上下に昇降するタイプも開発されています．

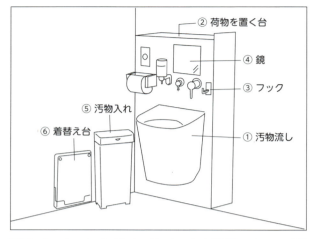

図 3-6　オストメイトトイレ内の主な設備のイメージ図

② 荷物を置く台（カウンター）：汚物流しの上にストーマ装具交換時などに小物等を置く台が必要です．多くのオストメイトが使用する必須の設備です．
③ フック：汚物流しの脇に，小物入れ，荷物や服をかけるために複数のフックが必要です．
④ 鏡：シンクの前にストーマ装具装着部を確認できるような鏡と，また服装を確認する大きな化粧鏡が設置されていると便利です．
⑤ 汚物入れ：使用済の補助具を捨てるため，足踏み開閉式の大きめのゴミ箱が必要です．
⑥ 着替え台：汚れた衣服を着替える時や雨などで床が濡れている時に使用します．汚物流しの近くに必要です．収納式のものが一般的です．
⑦ 換気設備：消臭のために通常より大きく強力なものがあれば安心です．

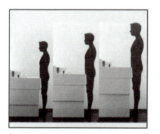

エムズジャパン株式会社，昇降式オストメイトトイレ「ジャワメイトJシリーズ」

3.7.4　さまざまな人のための設備

オストメイト対応以外にも，子ども連れにも便利な設備として，ベビー

3.7 オストメイト

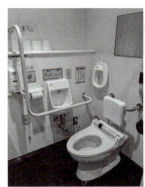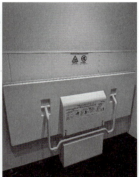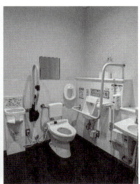

図 3-7　神戸空港内の多機能トイレ

キープや子ども用便座，おむつ交換台や着替え台が設置されています（図3-7）．さらに，車いす使用者が便器の左右どちらかでも便座に移動しやすいよう，跳ね上げ手すりや，固定式手すりが工夫されているトイレ，大人用おむつの交換ができる大人用シートが収納されている多機能トイレもあります．

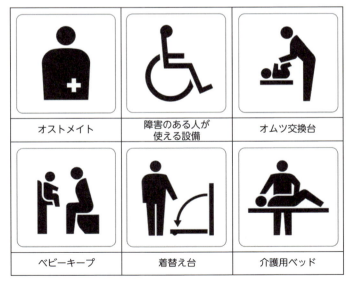

図 3-8　多機能トイレに使用される代表的なピクトグラム（案内用図記号）

3.7.5　多機能トイレのピクトグラム

トイレの入口にオストメイト対応やその他機能を案内するピクトグラムを表示します（図 3-8）. 必要な人に機能がわかりやすく，気兼ねなく利用することができます.

3.8　知的障害

知的障害児・者（在宅）数は，「令和 4 年生活のしづらさに関する調査」では 114 万人です. 前回の「平成 28 年生活のしづらさなどに関する調査」では 96 万 2 千人でしたので，約 17 万 8 千人増加しています. 原因としては，知的障害についての社会の認知度が高まり，療育手帳を取得する人が増えていることが考えられます.

また，身体障害者手帳の所持者は高齢者の割合が高いことに比べ，知的障害者手帳は 29 歳までに取得する人が 48％であり，若いときに発症する傾向があることがわかります. 知的障害は，胎児期，出産期，幼児期にさまざまな要因で脳の知的活動を司る部位に損傷を受けることで起こります. 先天的要因としては，出産前後の感染症や中毒，染色体異常などがあり，後天的要因としては，生後に罹患した日本脳炎，ポリオ，麻疹，百日咳などの重篤化による脳炎や，栄養失調などの成長環境などがあります.

3.8.1　療育手帳

「療育手帳」は，「療育手帳制度について」（1973 年 9 月 27 日厚生省発児第 156 号厚生事務次官通知），「療育手帳制度の実施について」（同日発行児発第 725 号）に基づいて，各自治体が運用基準を設置し，各都道府県の児童相談所または知的障害者更生相談所において，知的障害があると判定された方に交付される手帳です（表 3-24）. この手帳を所持している人は，障害者総合支援法に基づいたサービスや支援が受けられます.

知的障害の判定・認定は，明確な療育手帳制度上の定義があるわけではなく，「知的機能」と「適応機能」の 2 つの面から総合的になされます.

表 3-24　障害者手帳について

	身体障害者手帳	療育手帳	精神障害者保健福祉手帳
根拠	身体障害者福祉法 （1949 年法律第 283 号）	療育手帳制度について （1973 年厚生事務次官通知） ※通知に基づき，各自治体において要領を定めて運用	精神保健及び精神障害者福祉に関する法律 （1950 年法律第 123 号）
交付主体	・都道府県知事 ・指定都市の市長 ・中核市の市長	・都道府県知事 ・指定都市の市長 ・児童相談所を設置する中核市の市長	・都道府県知事 ・指定都市の市長
障害分類	・視覚障害 ・聴覚・平衡機能障害 ・音声・言語・そしゃく障害 ・肢体不自由（上肢不自由，下肢不自由，体幹機能障害，脳原生運動機能障害） ・心臓機能障害 ・じん臓機能障害 ・呼吸器機能障害 ・膀胱・直腸機能障害 ・小腸機能障害 ・HIV 免疫機能障害 ・肝臓機能障害	知的障害	・統合失調症 ・気分（感情）障害 ・非定型精神病 ・てんかん ・中毒精神病 ・器質性精神障害（高次脳機能障害を含む） ・発達障害 ・その他の精神疾患
所持者数	4,842,344 人	1,249,939 人	1,345,468 人

厚生労働省・障害者手帳および令和 4 年度福祉行政報告例の概況から引用.

「知的機能」ではおおよそ IQ70 以下の方が知的障害の対象となっています．また，「適応機能」としては，意思伝達，自己管理，家庭生活，社会・対人技能，地域社会資源の利用，自律性，学習能力，仕事，余暇，健康，安全などの日常生活を送るうえで明らかな制限がある人となっています．

3.8.2　知的障害の程度

　知的障害の程度は，「知的機能（知能検査の結果）」と「適応機能（日常の

第3章　患者の多様性（ダイバーシティ）と求められる対応

表3-25　知的障害者の程度の概略

程度	概略
最重度	言葉を覚えることが難しく，非言語的なコミュニケーションで欲求や感情などを表現することがある．日常の多くの場面で支援が必要
重度	学齢期以降，単純な会話と身振りによってコミュニケーションが取れる．基本的な日常の生活習慣はいくらかの支援が必要だが，自己管理能力も身に着けることができる
中等度	幼児期の言葉の遅れはあるがコミュニケーション能力は獲得する．学齢期においては読字・書字・算数，また金銭感覚，時間の感覚など，ある程度の水準まではゆっくりと発達する．環境により仕事もできるようになる
軽度	言葉の遅れはあるものの，身の回りのことをおおむね年齢相応にできる．抽象的な内容の理解が難しい場合があるが，高度な技術以外ではさまざまな仕事もできるようになる

生活能力）」に基づき，表3-25に示す「軽度」「中等度」「重度」「最重度」の4つに分類されます．

　しかし，成長の仕方や状況には個人差がありますので，すべての人がこの4つの分類の特徴に当てはまるわけではありません．

3.8.3　知的障害者へのサポート

　知的障害者は一般的に言語，空間認知，情報認知，コミュニケーションを困難とする人が多く，適切なサポートを提供するためには，以下のよう

表3-26　知的障害のある人の困り事と必要な配慮

困難事例	必要（コミュニケーション面の）配慮
・場面に応じた対応が苦手 　例）レジを通らず品物をもち出す 　　　（金銭感覚の欠如） 　　　大きな声を出す 　　　順番が待てなくてうろうろする ・うまく気持ちを伝えられない 　（言葉をもたない，または数少ない） ・外見からわからないので，理解されにくい ・一度に多くのことが処理できない ・抽象的な内容は処理が苦手	・伝える内容を絞る ・「～しましょう」など，具体的でわかりやすい表現で伝える ・ゆっくり，繰り返して伝える ・言葉と，イラストカードや写真など併用する（視覚化） ・手順ごとに区切って伝える ・実際の動作をやってみせる ・理解したかどうか，聞き直す

な不安や困り事に対する理解を深め配慮する必要があります(表 3-26).

　これらの配慮は，知的障害者だけでなく，さまざまな人への接遇において丁寧なコミュニケーション方法といえます．また，知的障害者を少しでも理解するためには，介助する人たちや仲間とともに仕事をしたり，社会参加している場に参加し，接する機会をもつことが大切だと考えます．

3.8.4　発達障害

　医学的には「神経発達症群(神経発達障害群)」の中に「知的障害」も「発達障害」に分類されています．発達障害者数は，小・中学校の義務教育段階の児童生徒数 1031 万人のうち，6.5% 程度（約 67 万人）と推計されています（2015 年障害者白書データ，文科省データ「H24 年調査に基づく推計値」）．

　発達障害の原因は，明確には解明されていませんが，先天性のもので脳機能の障害または偏りと考えられており，そのために物事の捉え方や行動パターンなどに異なる点が生じ，日常生活に支障をきたします．「発達障

コラム

コミュニケーション支援ボード

　話し言葉によるコミュニケーションにバリアのある知的障害や自閉症の人たちが使いやすいコミュニケーション支援のツールを開発し，普及を啓発する活動があります．交番やパトカー用，救急車両用の他，コンビニ用や鉄道用など使用頻度の高い場面を想定した支援ボードが製作されています．地域で活用することにより，地域の人々の理解も深まります．また「警察用支援ボード」の活用調査結果からは，障害者だけでなく外国人，高齢者，幼児などにも幅広く利用されていることが明らかになっているそうです．

公益財団法人明治安田こころの健康財団
http://www.my-kokoro.jp/kokoro/communication_board/

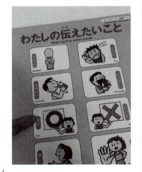

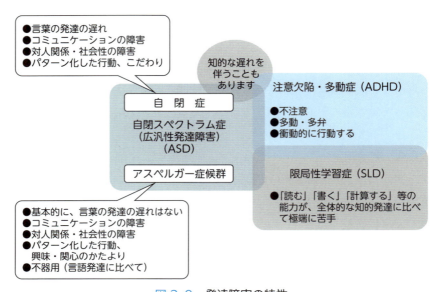

図 3-9　発達障害の特性
厚生労働省・政策レポート「発達障害の理解のために」から改変引用.

害者支援法」においては「自閉症，アスペルガー症候群その他の広汎性発達障害，学習障害，注意欠陥多動性障害，その他これに類する脳機能障害であってその症状が通常低年齢において発現するもの」と定義されています．「その他これに類する脳機能障害」には，トゥレット症候群，吃音(症)，発達性強調運動障害，知的発達障害などが含まれます．

　発達障害は，代表的には「自閉スペクトラム症（広汎性発達障害）」「注意欠陥多動症（注意欠陥多動性障害）」「限局性学習症（学習障害）」に分類されますが，重なりがある人が多いのが現状です（図 3-9）．また，知的な遅れも含めて重なりが見られる場合もあります．発達障害をもたない定型発達の人も発達障害の特性を有していることもあり，グレーゾーンを含めると，日本人の人口のおよそ 10％に特性が見られるといわれています．このように，発達障害は，特性の有無で二分されるのではなく，スペクトラム（連続体）であるといえます．ちなみに福祉的には，発達障害の人は精神障害者保険福祉手帳の対象となります．また知的な遅れを伴う場合は療

3.8　知的障害

育手帳も交付される可能性があります．

　以下，アメリカ精神医学会が発行している「精神疾患の診断・統計マニュアル」DSM-5-TR（Diagnostic and Statistical Manual of Mental Disorders, Fifth Edition, Text Revision）（2022年）の日本語版における分類名と，（　）内にDSM-4（1994年）の分類名を示します．

3.8.5　ニューロダイバーシティ

　近年「ニューロダイバーシティ」という概念が注目されています．これは「ニューロ—Neuro（脳・神経）」と「ダイバーシティ—Diversity（多様性）」が組み合わされた言葉で，「定型発達の人も発達障害の人も含めて，脳や神経の多様性」という意味と「能力の欠如ではなく，特性の強弱は誰

表 3-27　発達障害の特性と強み

分類	特性	強み（先行研究）
①自閉スペクトラム症（広汎性発達障害）（ASD）	言葉の発達が遅く，同じパターンの行動へのこだわり，興味・関心の偏りが見られる対人関係やコミュニケーションが困難，男性の有病率が高い	・細部への注意力が高い ・論理的思考に長けている ・集中力が高く，正確さを長時間維持できる ・知識や専門技能を習得・維持する能力が高い ・仕事で高い精度と技術的能力を示す
②限局性学習症（学習障害）（LD）	「聞く」「話す」「読む」「書く」「計算・推論する」といった能力のうち，特定の能力が低いため，習得や使用が困難になる場合がある 知的な遅れはなく，指導による改善もある	・脳が視覚処理に長けており，イメージで捉える傾向が強く，より多角的に物事を考えられる ・データのパターンや傾向を見抜くこと，洞察力や問題解決能力に長けている
③注意欠陥多動症（注意欠陥多動性障害）（ADHD）	「不注意」（集中できない）「多動性・多弁性」（じっとしていられない）「衝動性」（行動が思考より先にたつ）の3つのタイプがある 複数のミックス型も多い	・リスクを取り，新たな領域へ挑戦することを好む ・環境や仕事上の要求の変化に対応する能力が高い ・プレッシャーのかかる状況でも冷静に行動できる

株式会社野村総合研究所『令和4年度 産業経済研究委託事業　イノベーション創出加速のための企業における「ニューロダイバーシティ」導入効果検証調査事業』報告書から抜粋．

103

もがもち合わせているものとして捉え，相互に尊重して社会に生かしていこう」という社会的な活動を意味しています．たとえば発達障害の人について，2021年度の産業経済研究委託費，イノベーション創出加速のためのデジタル分野における「ニューロダイバーシティ」の取組可能性に関する調査の中では，先行研究のとりまとめとして，表3-27のような「強み」が示されており，特にIT分野に親和性があるということから，発達障害の能力を生かすことが期待されています．

表 3-28　発達障害のある人の困り事と配慮

困難事例	内容
強いこだわりがある	・予定の変更，突然の事柄への対応が苦手 ・いつも同じ道や同じ席に座ることにこだわる ・家具（もの）の配置が変わると混乱する
独特の行動	ぴょんぴょん跳ねる，ゆらゆら揺れる，ぐるぐる回る，そわそわするなど
感覚に敏感（聴覚）	・聴覚情報の取得が苦手 ・音に敏感，特定の音を嫌がる ・騒がしい場所や複数の人の声の中から聞き取ることが苦手
（視覚）	・黒×白などのコントラストの高い配色が苦手 ・高い彩度の色，蛍光色を多用した画面が苦手
（動画）	アニメーションなど動く映像があると文字情報に集中が困難
（香り）	臭いに敏感でバスや電車など乗り物が利用できない 食事中，部屋にいられない
ストレスによるパニック	大きな声を発する，物を壊す，自傷するなど
曖昧な表現は意図がくみ取れない	遠回しな表現，比喩的表現，「あれ」「それ」などの指示語 「もうちょっと」「少しだけ」などはわかりにくい
読み，書きが苦手な場合もある	
必要な配慮	
本人を理解し尊重することが大切	・安心できる環境をつくる ・できたことを褒める ・温かく見守る ・曖昧な表現を使用しない ・ウェブの情報では，強いコントラストを避ける，背景になる音楽や動画を停止できるようにする

3.8.6　発達障害の人へのサポート

　発達障害については，まだ解明されていないことが多く，程度や症状も個人差があり，サポートの仕方もさまざまです．ここでは，自閉性スペクトラム（ASD）を中心に一部の例を記述します（**表 3-28**）．

3.9　精神障害と精神障害者

　「精神障害」は，法律によって定義に差異があります．たとえば「精神保健及び精神障害者福祉に関する法律」（精神保健福祉法）では，「精神障害者」を「統合失調症，精神作用物質による急性中毒又はその依存症，知的障害，精神病質，その他の精神疾患を有するもの」（第5条）と医学的に捉えられています．一方，「障害者基本法」では「精神障害があるため，継続的に日常生活又は社会生活に相当な制限を受ける者」とされており，社会とのかかわりという総合的な視点で捉えられています．これは，WHO（世界保健機関）が「人間の生活機能と障害についての分類法」，「国際生活機能分類（ICF）」に基づいた考え方です．

3.9.1　精神障害者保険福祉手帳

　精神障害者保険福祉手帳は，一定程度の精神障害の状態にあり，長期にわたり日常生活，社会生活に制限を受けている人に交付されます．手帳をもっている人には，自立や社会参加を支援するシステムが講じられています．障害等級判定には1～3級あり，精神疾患（機能障害）の状態と能力障害の状態の確認を加味して行われます．

　精神障害者保険福祉手帳所持者数は，「令和4年生活しづらさなどに関する調査」では120万3千人で，前回の2016年の調査の結果の84万1千人でと比べると36万2千人増えています．また，手帳を取得していな人も含めると，精神疾患を有する外来患者数は，2020年で586万1千人と5倍近くになります（2023年版障害者白書）．患者数自体も2017年の389万1千人と比較すると大幅に増加しています．増加の原因としては，

長引く経済の不調による，労働環境の悪化や生活不安からのストレスの増加，高齢化によるアルツハイマー型認知症の増加が挙げられます．精神障害は，誰もがかかる可能性のある障害であるといえます．

コラム

生きることの全体像「生活機能モデル」

2001年5月にWHO総会で採択されたICF（International Classification of Functioning, Disability and Health：国際生活機能分類）は，新しい健康観を提起しています（図）．それまで「疾病の結果に関する分類」であったICIDH（国際障害分類，1980年）と比較し，「健康の構成要素に関する分類」です．すなわち「生きていく上での障壁をその人の個性，周囲の環境との関わりから体系立てた分類」で，世界共通の分類です．

ICFにおける「生活機能」の状況記述には「心身機能・身体構造：心身の働き（生命レベル）」，「活動：生活行為（生活レベル）」，「参加：家庭・社会への関与・役割（人生レベル）」の3要素があり，それぞれが相互に影響を与え合います．また「健康状態」・「環境因子」「個人因子」からも「生活機能」は影響を受けます．その結果，ほとんどすべての要素が「すべてがすべてと影響しあう」相互作用モデルがICFの「生活機能モデル」の考え方です．各人の状況を多角的に理解することによって，どこを改善すればより良い日常生活，社会生活を送れるか考えられるようになります．詳細は厚生労働省のウェブサイトを参照してください．
https://www.mhlw.go.jp/houdou/2002/08/h0805-1.html

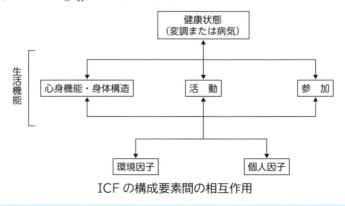

ICFの構成要素間の相互作用

3.9.2 精神障害の代表例の特性と日常生活の不便

　精神障害は，脳内の神経伝達物質の乱れによって起こるといわれています．気分の落ち込みや幻覚・妄想など心身にさまざまな影響が出て，働くことや日常生活に困難が生じます．特徴としては，見た目で症状がわかりづらく，原因や対策が取りにくいことから本人や家族，周囲の方も戸惑いがちです．以下，代表的な精神障害の病状や特徴，日常生活の不便と配慮について概説します．

3.9.3 統合失調症

　発症の原因やメカニズムはまだあまり知られていませんが，遺伝的な要因と，大きなストレスや大麻使用など外部要因が相互に関係すると見られています．比較的若い年代から発症する場合が多く，100人に1人弱の割合で発症する比較的一般的な病気といえます．

　症状は，幻聴などの幻覚，被害妄想，異常な思考，行動，支離滅裂な発言，感情表現の減少，意欲，集中力，記憶力の低下など，さまざまで多岐にわたります．人間関係や身の回りの管理など，日常生活に支障を生じます（表3-29）．薬剤療法が主な治療方法となり，経過が長期にわたります．

表3-29　統合失調症の人の困り事と配慮

困難事例	必要な配慮
・「幻覚」や「妄想」（被害妄想や関係妄想）が生じる ・意欲，判断力が低下する ・疲れやすく集中力が保てない ・睡眠障害や入浴や着替えなど清潔を保つことが苦手となる ・考えがまとまりにくく何がいいたいのかわからなくなる ・相手の話の内容がつかめず，周囲にうまく合わせることができない ・ストレスや環境の変化に弱い ・一度に多くの情報が入ると混乱する	・伝える情報は整理し，文字で示して，ゆっくり具体的に伝える ・具体的かつ手短に，誤解が生じない伝え方を心掛ける（見本や具体例を示す） ・本人のペースに合わせて話を聞いたり，話したりする ・命令口調にならないよう，穏やかに話す ・社会との接点を保つことが治療となることを理解する ・内服を続けられる環境を維持する

3.9.4 気分［感情］障害

　正常な範囲を超えて気分が高揚したり，落ち込んだりすることが主な症状として表れます．うつ状態のみが現れる場合は「うつ病」，うつ状態と躁状態を繰り返す場合は「双極性障害（躁うつ病）」といい，統合失調症の次に多い症状です．薬物治療などで改善し，再発予防にも薬物治療や精神療法が有効です（表3-30）．

表3-30　気分障害の人の困り事と配慮

困難事例	必要な配慮
・うつ状態 　憂うつな気分・意欲の減退・自責的で悲観的な考え方，疲れやすい，不眠や食欲低下，自殺企図に注意 ・躁状態 　爽快気分，過剰な活動性，誇大的な考え，浪費や性的逸脱によるトラブルの発生，怒りっぽくなる	・家族や周囲の人が病気について知り，理解する ・薬物療法が大切であり，服薬を続けられるように環境づくりや配慮をする ・うつ病のときはしっかり休ませる ・自傷や自殺など安全の確保が必要と感じる場合は，専門家に相談するよう促す ・「頑張れ」などの励ましは負担になる

3.9.5 てんかん

　脳は，神経細胞内で電気信号が整然と発生し，信号同士の協調がとれていることで正常に機能しています．また，この電気信号の機能により脳と脊髄，神経，筋肉との情報交換がスムーズに行われています．てんかん発作は，何らかの原因で電気信号が乱れたときに発生します．けいれんを伴うもの，突然意識を失うもの，意識はあるが認知の変化を伴うものなど，さまざまなタイプがありますが，発作は一時的で治まると元の状態に回復します．また，薬物治療で抑制されます（表3-31）．

表3-31　てんかんの人の困り事と配慮

困難事例	必要な配慮
・発作の前に急に動きが止まる，ぼんやりする，倒れてけいれんをするなどが生じる ・てんかん発作で気を失うことがある	・薬の処方，定期的な受診や薬の処方のための通院への理解 ・てんかん発作の誘発要因や頻度・程度などへの理解 ・プライバシーへの配慮など

3.9.6 精神障害者の困り事と配慮のまとめ

精神障害者の場合，疾患の種類が多いうえ，疾患が同じであっても，感じる不便や困難は個人差が大きいため，それぞれについて困り事や配慮を理解しようとすると難しく感じられます．また，軽度の場合は，外見から判断することも困難で，日常的に接遇する機会があります．

以下にまとめた「不安や困り事」は，精神障害のある人だけでなく，さまざまな人にも起こり得ることであり，また以下の「配慮」を心がけることで，誰にとってもわかりやすく丁寧な接客になります．いかにその人の支援ができるか，いかに快適に過ごすことができるかの視点を大切にして接客サービスを行うよう心掛けましょう（表 3-32）.

表 3-32　精神障害者の困り事と配慮

困難事例	必要な配慮
・対人関係や新しい環境への適合，コミュニケーションが苦手 ・ストレスに弱い，緊張しやすい，疲れやすい ・幻覚（幻聴）や妄想がある場合もある ・警戒心が強い，関係ないことを自分と関連づけて考える ・若年期の入院などがある場合，社会生活に不慣れ ・あいまいな表現が苦手 ・一度に沢山の情報，早口で話されると理解できない	・リラックスできる場所や休める環境を用意 ・相手を尊重した聞き方・話し方，より丁寧で穏やかな対応を心掛ける ・相手のペースで話に耳を傾ける ・相手に応じたわかりやすい方法で説明する（視覚化，優先順位の明確化） ・助言をする場合「○○してみてはいかがでしょうか」など，穏やかな口調で話す ・書類の記入時は落ち着いて，ゆっくり書くことができるようにする，記入例を示す ・「用件は伺っているでしょうか？」などと声かけし，来店の目的を確認する ・正しい投薬環境を確保するよう協力する ・時間や場所を明確に指定する

3.9.7 「合理的配慮」の義務化

2021 年に障害者差別解消法が改正され，2024 年 4 月 1 日から，事業者による障害のある人への「合理的配慮の提供」が，これまでの「努力義務」から「義務」になりました．これにより，行政機関だけでなく民間の事業

者に対し，障害のある人への障害を理由とする「不当な差別的取扱い」の禁止はもちろん，申出があった場合には「合理的配慮の提供」が義務付けられました．

　これは，特別な接遇をするということではなく，これまで健常者が当たり前に受けてきたサービスを障害者も受けられるように，調整や変更をしていこうということです．そのために，一方的にどちらかが過重な負担を負うのではなく，バリアの解消に向けて障害のある人と事業者がともに解決に向けて検討を重ねる「建設的な対話」が必要とされています．対応が難しい場合は，お互いの情報や意見を伝え合い，代わりの手段を見つけることも必要とされています．

　「合理的配慮」を行うためには，この章で話してきたように，普段から障害のある方をはじめ，高齢者や外国の方など，さまざまな人の立場や状況を理解し共感しようとする態度がとても重要になります．障害の有無にかかわらず，お互いに認め合い，その人らしくいきいきと生きる「共生社会の実現」に向けて，私たちも一歩ずつ踏み出しましょう．

第4章

薬の色とカラーユニバーサルデザイン

　第4〜6章では，具体的な薬のUD，薬局のUD，UDサービスについて解説していきます．まず，第4章では，処方薬のデザインを色彩という観点から解説します．色覚特性の多様性による服薬の不便や間違いなどをどのように低減していくかを，カラーUDの視点で見ていきましょう．

4.1　国内錠剤の色

　薬は「商品価値を高め，また製造工程および出荷後の各製品の色別を容易にする」などの目的で着色されています．薬の有効成分の色は，植物由来の成分やビタミンを除いてほとんどは白色ですので，その原末に，たとえば素錠であれば，デンプンなどの賦形剤，崩壊剤を加えて混和し，着色した結合剤を捏和時に練り込み発色させます．フィルムコーティング錠では用いるフィルムコーティング剤に，糖衣錠では仕上げ層に着色します．着色剤は，経口，皮膚，粘膜から体内に吸収されるため，安全性について保証され，使用範囲や基準も厳しい規制が設けられています．着色剤が使用される医薬品の代表的な剤形として，錠剤，顆粒剤，カプセル剤，散剤，シロップ剤，ローション剤などがあります．

4.1.1　日本の錠剤とアメリカの錠剤の色彩比較

　筆者らが日本の錠剤の色彩分布をアメリカと比較したところ，日本の錠剤は明度8以上，彩度2以下の白や白に近いごく薄い赤（ピンク）やごく薄い黄赤（オレンジ），ごく薄い黄など暖色系に偏っていました（図4-1）．

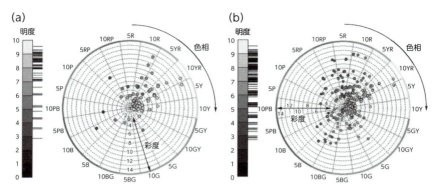

図 4-1 （a）日本と（b）アメリカにおける錠剤医薬品の色彩分布の比較
M. Ishizaki et al., *Yakugaku Zasshi*, **134**, 1081（2014）より改変引用．フルカラーの図を化学同人 HP に掲載．

アメリカでは，日本に比べて，寒色系の青や紫，緑，また鮮やかな色彩に着色された錠剤が多くありました．日本人からすると，まるで「お菓子のような色」と感じる色です．

4.1.2　国内処方薬の色

　日本の錠剤色は白や白に近似する色に偏っているのは，日本人の薬の色に対する嗜好性に製薬会社が配慮した結果であると思われます．「内服薬の服用性と望まれる投与剤形に関する調査」によると，入院患者が錠剤を服用する際に好まれる色としては，白が 80％ と高い傾向にあり，ごく薄い黄，ごく薄い茶色，ごく薄い赤が続きます．また，鮮やかな色の中では黄が最も抵抗がないという結果でした．

　筆者らが健常者を対象に実施した薬として飲める色彩許容範囲の調査では，高彩度や低明度の色彩でも，錠剤として許容できるという結果となりました．この結果は，サプリメントなどの色には応用できるかもしれませんが，前述の調査結果を見る限り，患者にとってはやはり白およびごく薄い色味の処方薬が服用しやすいといえるでしょう．

　これは，経口摂取するものに対して，人工物よりも自然食材が好ましいという嗜好性が反映されているものと思われます．特に，1970 年代に食

用色素に発がん性の疑いがあるというニュースなどに触れた経験のある方は，人工的な着色に対する警戒心が強くなった可能性も否定できません．

4.1.3 薬の識別性

日本人の医薬品の剤形は，識別性という面から見ると，色彩，サイズ，大きさの種類が豊富なアメリカに比べ，区別がしづらいという弱点があります．日本の薬は色が似通っているだけでなく，形状は丸型，大きさは6～8 mm に偏っているため，たとえば一包化調剤されたたくさんの錠剤は，袋から出してしまえば，ほとんど同じに見える場合があります．弱視の人，視覚が低下した高齢者，白内障に罹患している人，色弱の人たちにとっては特に違いがわかりづらく，錠剤の表面に印字された文字を頼りに，自分で一つひとつ薬を確認して服用するのは大変です．薬の色彩，形状のデザインについて，服薬ミスを低減する UD は，今後も研究の余地があるといえます．

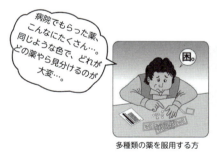
多種類の薬を服用する方

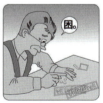
（白内障・色覚異常など）
色覚に違いがある方

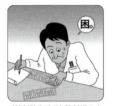
（薬剤監査する）薬剤師の方

しかし，現状の識別性が低い処方せん薬を安心・安全に服用するために，カラー UD の知識を役立てることが可能です．すなわち，色覚の変化した高齢者や色弱の人などが，どのように識別しにくいのかを想定し，どのようにすれば少しでも見やすくなるのか，カラー UD の視点から考えていくことが求められます．

第4章　薬の色とカラーユニバーサルデザイン

4.2　カラーユニバーサルデザイン

　物を見るためには，視力，視野，色覚の3つの機能が必要です．このうち一般とは異なる色覚特性をもつ人の課題に対処するのがカラーUDです．

4.2.1　色がバリアになる時代

　色には美的感覚だけでなく，さまざまな機能的，感性的な働きがあり，私たちはそれを利用したり，その影響を受けたりしながら生活しています．

　一方，科学技術や印刷技術の進歩により，色による表現はますます多様になりました．印刷物，テレビ，インターネットなどの視覚的なメディアデザイン，設備や電化用品などのプロダクトデザイン，建築，看板，サインなどの環境デザインに色が溢れています．しかし，色で情報を伝えたり，直観的に理解させるデザインが増えたことにより，便利になった反面，色が新しいバリア（障壁）となりました．

　たとえば，一般色覚の人に向けて使用されている色や配色が色弱の人や白内障などで色覚が変化した人に見づらく，そのために正確に情報を得ることができなかったり，ときには不利，不便になったり，最悪の場合は命の危険にさらされる可能性があります．

コラム

CUDO の取り組み

　カラー UD は，色が溢れる生活の中で，伝えたい情報を高齢者や多様な色覚の人にもわかりやすく配慮する色彩のデザインです．日本では，NPO 法人カラーユニバーサルデザイン機構（Color Universal Design Organization：CUDO）が 2001 年頃から色覚に対するバリアを取り除こうという活動をスタートさせました．科学者，色彩学者，デザイナー，色弱者団体の関係者らが所属し，研究しながら，色弱，視力の落ちた人や老人性白内障の人にも理解しやすい「カラー UD」の啓発活動や自治体，企業，団体などに対して，科学的で実用的な助言をしています．

カラー UD を進めるためには，まず，色の見える仕組みや，色覚の異なる人の見え方を理解することが大切です．そして，どのような課題があるかを踏まえたアプローチが必要です．

4.2.2 色の見える仕組み

私たちは，物体に当たって反射した光を目の視細胞で受信し，脳へ信号として送ることで色を感じます（図 4-2）．すなわち，色を見るためには，「光（光源）」「物（物体）」「目（視覚）」の 3 要素が必要です．

光：私たちは光を色として知覚しています．人間の目で見える領域の光は「可視光線」と呼ばれる，約 380 〜 780 nm の波長をもつ電磁波です．プリズムに通すと，波長の長い順に赤・橙・黄・緑・青・藍・紫に分光されます（スペクトル）．各波長の光がどの程度含まれているか（分光分布）は光源によって異なります．

物体：物体は光源からの光を反射，吸収します．それを分光反射特性といい，物体によって波長域が異なります．たとえば、赤に見える物体は長波長の光を反射し，他の波長の光は吸収します．すべての波長の光を反射すると白に，逆にすべての波長の光を吸収すると黒に見えます．

眼：物体から反射した光は網膜にある視細胞を刺激します．視細胞には，主に暗いときに働く杆体細胞と明るい場所で働く錐体細胞の 2 種類があります．錐体細胞には L (Long)，M (Medium)，S (Short) の 3

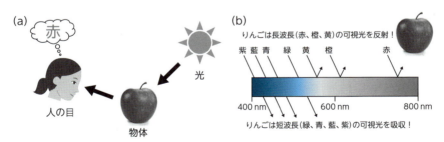

図 4-2　色を感じる仕組み
(a) 色が見えるための 3 要素，(b) リンゴが赤く見える現象の概念図．フルカラーの図を化学同人 HP に掲載．

第4章 薬の色とカラーユニバーサルデザイン

種類があり，L 錐体（ピーク波長 565 nm）は長波長の光を，M 錐体（545 nm）は中波長の光を，S 錐体（440 nm）は短波長の光を主に感じます．波長感度特性に応じた信号が，錐体細胞から視神経を介して脳に送られます．

脳は，これらの色の信号から，色の成分を測り取り，色み（色相），明るさ（明度），鮮やかさ（彩度）などを認識するといわれています．

4.3　色弱について

人にはさまざまな色覚特性があり，色の見え方には個人差があります．医学用語では，正常とされる大勢の人の見え方を「色覚正常」，それとは異なる見え方を「色覚異常」としていますが，ここでは CUDO が推奨する呼称「色弱」を使用します．

先天的な色弱は遺伝によるもので，日本国内では約 350 万人，男性の約 5％，女性の 0.2％程度と推定されています．男性の約 5％という値は血液が AB 型の男性の割合とほぼ同じです．また，黒人男性では 4％，白人男性では 8 〜 10％ほどが色弱で，全世界では約 2 億人という非常に多くの人が色弱の色覚特性をもっています．

4.3.1　色弱のタイプ

一般色覚の C 型（Common-type：コモン）に対し，色弱は P 型，D 型，T 型，A 型の 4 つに大きく分類できます．なお，それらはさらに強度，弱度の 2 つに分類されます．P 型，D 型，T 型色覚は，それぞれ，日本眼科学会で使用する従来の 1 型，2 型，3 型に相当します．表 4-1 に特徴をまとめました．

なお，T 型，A 型はきわめて少ないことから，カラー UD としては，P 型と D 型への対応のみを取り扱います．

116

4.3 色弱について

表4-1 色弱のタイプ別特徴

タイプ	強度・弱度	特徴
P型（従来の1型）頻度は1.5％程度	強度（1型2色覚）	長波長の光（赤）に感度が高いL錐体の欠損または機能不全
	弱度のP型（1型3色覚）	L錐体の部分的な機能異常（L錐体の特性が中波長の光（緑）に感度が高いM錐体の特性に近接）
D型（従来の2型）頻度は3.5％程度	強度（2型2色覚）	中波長の光（緑）に感度が高いM錐体の欠損または機能不全
	弱度（2型3色覚）	M錐体の部分的な機能異常（M錐体の特性が長波長の光（赤）に感度が高いL錐体の特性に近接）
T型（従来の3型）頻度は0.002〜0.007％	強度（3型2色覚）	短波長の光（青）に感度が高いS錐体の欠損または機能不全
	弱度（3型3色覚）	S錐体の部分的な機能異常

4.3.2 色弱の見え方

　色弱者は視力・視野は一般色覚と変わらず，多くの場合，日常生活に困ることもありません．また，症状が進行して悪化することもありません．ただし，色の組合せによっては，同じような色に見え，識別しづらいときがあります．また，同じ型の色弱でもその見え方には個人差があり，色弱と自覚がないまま大人になる場合も少なくないといわれています．以下に，最も不便を感じる強度の色弱の見え方を中心にまとめました．

P型・D型色覚の見え方

　色相環（図4-3）は，色をスペクトルの順番に正円に環状に並べたものですが，P型・D型色覚の方の見え方のイメージでは，色相環が正円でなく，特定の方向に圧縮された楕円形で表されます．一般色覚では向かい合う色同士は離れた位置にあり反対色に感じられますが，色弱ではその距離は近づき，よく似た色に感じます．また，強度になるほど，細長い色相環になるイメージです．また，緑〜赤までの色と，紫〜青緑までの色の差を小さく感じます．P型とD型でそれぞれ似通う色にも差があります．また，個人差もあるため，あくまでイメージとして捉える必要があります．

117

第4章 薬の色とカラーユニバーサルデザイン

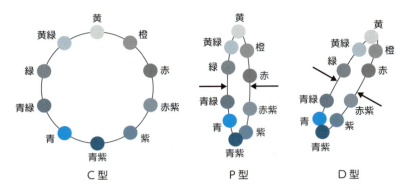

図 4-3　C 型，P 型および D 型における色感覚の模式図
S. Tanuma, *Practical Ophthalmology*, **4**, 6（2001）より改変引用．フルカラーの図を化学同人 HP に掲載．

　混同色（似通って見える色の組合せ）は，原色の「赤と緑」，「橙と黄緑」，「青と紫」，暗い色調では，「茶色と深緑」，明るい色調では「ピンクと水色」，明るさの近い「ピンクと白」「ピンクと灰色」，「緑と灰色」「暗い緑と黒」などがあります．また，P 型色覚のみ「赤と黒」「暗い赤と黒」は混同色です．

> **コラム**
>
> ### 義務でなくなった色覚検査
>
> 　2002 年 3 月の学校保健法施行規則改正により 2003 年度以降は全国のほとんどの学校で色覚検査が実施されなくなっています．「平成 22・23 年度における先天色覚異常の受診者に関する実態調査」（日本の眼科，83 (10)，1541 (2012)）によると，色覚異常があることの認知（本人または保護者）の割合は，「気づいていた」が 49.8％，「気づいていなかった」が 50.2％であり，認知度は約 5 割であったと報告されています（有効回答数 878）．日本眼科学会では，自身の色覚異常の有無を知ることなく進学・就職と向きあうことで，今後，学校や就場において色覚にかかわるトラブルが増加すると懸念されています（日本眼科学会の表記である「色覚異常」を使用）．

4.3.3　P型・D型色覚の日常生活における困り事

　一般色覚の人に向けてカラーデザインされた製品や表示，環境は，色弱の人にとっては使いにくい，わかりにくい，気が付きにくい，見落とすなど，不便や不利を感じ，また危険な場合があります．以下に事例を挙げました．

・カレンダーの表示で，週中にある祝日を示す赤文字は黒文字と区別がつきにくい
・注意喚起や混雑状況を示す赤は沈んで見えるため気づかないことがある
・充電を知らせる橙(赤)と緑のランプの色は同じように見える
・色名の記載のない白やピンク，水色の申告用紙が区別しにくい
・小さな対象物の色：たとえば白と薄いピンク，水色，薄い橙，薄い黄色の錠剤が識別しにくい
・地味な色：たとえば，黒，紺，濃い灰色などの靴下は左右で違う色を履いても気づかないことがある
・暗い環境で色を判断すると間違えやすい
・短時間で色を判断すると間違えやすい
・「緑のボールを取ってきて」「赤い建物を目印にして」など，色情報だけでいわれると間違えやすい（大きさ，位置，形や名前などほかの情報も加えてほしい）

4.3.4　色弱・カラーユニバーサルデザインのポイント

　カラー UD を実践し，多くの人に読みやすい，見やすい，そして判別しやすい資料，地図，インフォメーションボードなどを作成するためのポイントを表 4-2 にまとめました．

　具体的な色を知りたい場合は，CUDO が発行している「カラーユニバーサルデザイン推奨配色セット　ガイドブック Ver.4」が参考になります．

https://www3.dic-global.com/dic-graphics/navi/color/pdf/cud_guidebook.pdf

表 4-2 　カラー UD のポイント（色弱）（1）

ポイント	詳細
混同色（似通って見える色の組み合わせ）を知る	青×紫，赤×緑，暗い赤×黒，暗い緑×黒×暗い赤，濃い赤×こげ茶×深緑，オレンジ×黄土色×黄緑，黄×黄緑，薄いグレイ×薄い緑，グレイ×水色×ピンク
見分けられる色を使用する（アクセントカラーとして同時に使用するときの色変更）	赤→オレンジ寄りの赤（注意喚起の時にも有効） オレンジ→黄寄りのオレンジ（赤がオレンジ寄りのため） 黄→濃い黄にする（白と混同しない．白内障に有効） 緑→青みが強い緑（青緑まで行かない） 青→少し明るめ（黒と混同しない） 空色→青との明度差を確保 ピンク→やや黄みに寄せたピンク 茶→暗めの色 紫→赤みの強い紫
色弱疑似体験ツールを使用する（図 4-4）	色弱模擬フィルタ『バリアントール』，眼鏡型とルーペ型があり，色弱 P 型，D 型の見え方が確認できる（伊藤光学工業株式会社） フリーアプリ「色のシミュレータ」 カメラをかざすと C 型・P 型・D 型・T 型色覚で見た画像に変換できる．また，画像に変換することも可能

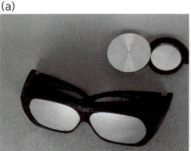

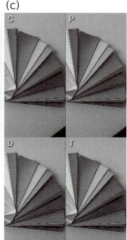

図 4-4　色弱疑似ツール
(a) 伊藤光学工業株式会社　色弱模擬フィルタ『バリアントール』．一般色覚者が色弱者の色の見分けにくさを体験できる眼鏡型特殊フィルタ，ルーペ型特殊フィルタ．(b) フリーアプリ「色のシミュレータ」．カメラをかざすと C 型・P 型・D 型・T 型色覚で見た画像に変換できる．

4.3 色弱について

表 4-2　カラー UD のポイント（色弱）（2）

ポイント	詳細
明度差をつける （図 4-5，4-6）	① 背景と図・文字に明度差（明るさの差）をつける 　　例：安全標識は明度差のある色の組合せを使用 ② 背景と文字の境に明度差のある枠取りをする ③ 色の塗り分けの境には境界線を入れる ④ 明度差があるかどうかは，「グレースケール」で印刷してみて，読めるか否かが判断基準
色情報だけで区別 させない （図 4-7，4-8）	①色に加え，文字情報，形，柄，感触など，区別する要素を増やすことで識別しやすくなる 　　例：色鉛筆，絵具のようにそれぞれに色名を記載する 　　例：折れ線グラフはポイントの形の違いや線の種類で区別する 　　例：棒グラフは，色だけでなく柄をつけて区別する（ハッチング） 　　例：棒グラフは，色の塗り分け部分に境界線を入れる 　　例：グラフの凡例（説明）は図から離さず，線で結ぶ 　　例：素材（つるつる，ざらざら）の手触りの違いで区別する
見分けにくい 環境を避ける	① 暗い場所や逆光を避け，照明や影にならない方向に配慮する ② 短時間での判断は間違えやすい．せかさず，ゆとりのある環境を作る ③ 小さい面積ほど色がわかりにくい．文字ならゴシック体など表示面積を大きくする
支援ツールを 使用する	赤や緑のカラーフィルタを使用する．これらを通して見ると片方が明るく，他方が暗くなることで混同色を見つけられる仕組み 　　注意：すべての色が見分けられるわけではない 　　　　　一般色覚者の見え方になるわけではない 　　　　　見分けられていた色が見分けにくくなる場合もあるため，危険を引き起こすこともある

 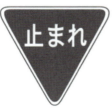 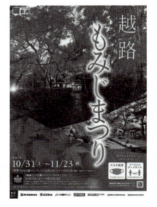

図 4-5　明度差のある色の組合せを使用した標識の例

図 4-6　文字を白枠取りした見やすいポスターの例

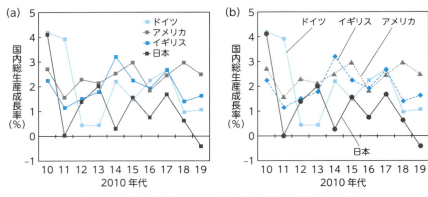

図 4-7　折れ線グラフの（a）悪い例と（b）良い例

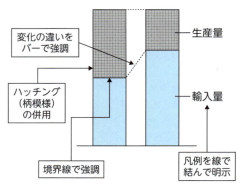

図 4-8　棒グラフの良い例

4.4　高齢者の色覚変化

　個人差はあるものの，加齢によって眼の機能は低下します．見えづらくなったり，色が見分けづらくなったり，明るいところから暗いところに移動したときに順応するのに時間がかかったり，日常の中での不便が生じてきます．さらに，加齢とともに眼の疾患も増えます．その代表が加齢性白内障です．カラー UD は，知らず知らずのうちに訪れる加齢や加齢性の疾患による色覚の変化にも対応します．

4.4.1 白内障

2020年の「患者調査 傷病分類編（厚生労働省）」の傷病別年次推移表によると白内障患者の総数は171万4千人です．中高年以降発症しやすくなり，50代の罹患率は40〜50%で，年齢とともに徐々に高まり，80歳以上ではほぼ100%の確率で罹患するといわれています．進行が緩やかなうえに左右の眼でカバーし合うため，視力や色覚の変化に気が付かないという特徴もあります．加齢以外にも，紫外線，糖尿病，ステロイド剤使用などの影響によっても白内障を発症することがあります．

4.4.2 眼の機能の加齢

眼に入った光は，角膜→前房→水晶体→硝子体という透明な組織を経て網膜に達します(図 4-9)．加齢に伴う各組織の変化は以下の通りです．

角　膜：若干黄化し，細胞密度が低下することで散乱光が増える
前　房：フレアと呼ばれる浮遊物が増加し透明度が低下する
水晶体：タンパク質の分子量が増え散乱光の増加により眩しく感じたり，白濁や黄変が生じたりする
硝子体：不透明になる．水溶化することでしわが寄り網膜との付着部がはがれる
網　膜：錐体細胞の数が減少する．特に網膜の周辺部においてS錐体系の減少が大きい

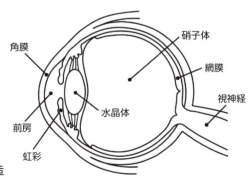

図 4-9　眼の構造

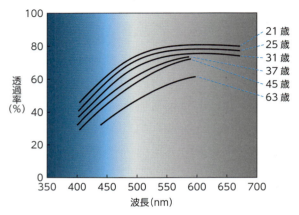

図 4-10　可視光の水晶体に対する年齢別透過率
「高齢者のための照明・色彩設計」より改変引用.

4.4.3　高齢者・白内障患者の見え方

　水晶体が着色すると，短波長の光が水晶体を透過して網膜に到達しにくくなることから，青色の判別能が低下します（図4-10）．また，網膜に到達する光が赤・黄系の色だけになるため，全体的に黄色っぽく見えます．さらに，水晶体の白濁が進むと，光が遮られ網膜まで達しなくなり，ものの輪郭がぼんやりします．水晶体が混濁している部分と透明な部分とがまだらになると光が乱反射し，まぶしさ（グレア）を感じたりします．また，水晶体の濁りが端の部分にある場合は，薄暗いところで瞳孔が大きく開くと，光の通過が遮られ物が見づらくなります．逆に，水晶体の中央部に混濁がある場合は，明るいところで瞳孔が小さくなると光が水晶体を透過できなくなり物が見づらくなります．

白内障の症状
① 青い色が見えにくい
② 黄色味かかって見える（黄が区別しづらい）
③ 色の弁別能力が落ちる
④ ぼやけてみえる

⑤ 眩しく感じる
⑥ 二重，三重に見える
⑦ 明暗順応に時間がかかる
⑧ 視力が落ちる

4.4.4　加齢性白内障の方の日常生活の困り事

　白内障患者における日常生活の色に関する困りごと事例を以下にまとめました．
- 色の見え方が変化していることに気づかない
- 「黒と青」や「白と黄」「青と緑」「紫と濃茶」「金と銀」が区別しづらい
- 地味な色，同系色が同じ色に見える
- 赤紫系，青系，青緑系の弁別が低下する
- 夜間に運転中，信号の赤と青がわかりづらくなってきた（交通事故の危険）
- コントラストが低い警告表示が見えにくい（危険を予測できない）
- 階段などの段差が見えにくい（転落の危険）
- 白と白に似た色の錠剤を区別できない（服薬ミスの危険）
- 黒い鍋に入った油が見えにくい（火傷の事故の危険）

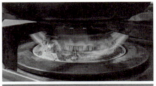

- 青の標識が黒に見えて目立たない（交通事故の危険）
- 50円玉と5円玉が区別しにくい（支払い時の不便）

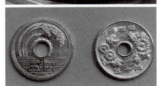

- コンロの青い火が見えにくい（消し忘れや服に着火する危険）

4.4.5　加齢性白内障・カラーユニバーサルデザインのポイント

　色の見え方が変わり，色を識別しづらくなってきた高齢者や白内障患者を想定し，見やすく，わかりやすい資料やポスター，サインの作成，安全で快適な施設や環境の色彩設計をする必要があります（図 4-11）．たと

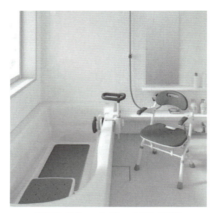

図 4-11　カラー UD の例
視認性の高い赤を使用し明度差の高いコントラスト配色で浴室の安全性に
配慮した例．アロン化成株式会社「安寿」レッドを使用した浴室介護商品．

えば，背景と文字，背景と図，壁と手すり，壁と扉，床といす，階段の踏み板の端などです．その際に考慮すべきカラー UD のポイントを**表 4-3**にまとめました．

表 4-3　カラー UD のポイント（白内障）

ポイント	詳細
見分けにくい色を知る	黄×白，青×黒，青×緑，紫×濃い赤，金×銀， 同系色，寒色系（青，青紫，水色，紺）， 地味な色（低彩度・低明度），淡い色（高明度）
見分けられる色を使用 明度差をつける	鮮やかな色（高彩度），暖色系， コントラストのある組合せ（明度差） 間にアクセントカラーを入れる（明度差）
見分けにくい状況， 環境を避ける （色弱と共通点も多い）	暗い場所や逆光を避ける 適度な明るさを確保する（明るすぎると眩しい） 短時間での判断は間違えやすい．せかさず，ゆとりのある環境を作る 色の面積を大きくする 文字はゴシック体など色の表示面積を大きくする テカテカした光沢のある紙に書かれたもの 行間を開けるなど適度な空間のあるデザイン
色分けだけで 区別させない	文字を加える イラストや図で示す

患者と薬剤師の間のユニバーサルデザイン

　第3章でも触れたように，2024年4月1日から「改正障害者差別解消法」が全面施行されました．障害の有無によって分け隔てられることなく，誰もが社会で提供されているサービスや機会にアクセスし社会参加できる世の中を目指しています．そして，これまで国や自治体にのみ求められていた障害者への「合理的配慮の提供」にかかわる法的義務が，今後は企業にも求められるようになりました．薬局や病院でも，患者へのサービスについて，これまで以上にさまざまな視点から見直す機会となりそうです．

　第5章では，第3章，第4章で解説したような多様な患者への配慮をもとに，患者と薬剤師の間にあるさまざまなUDについて見ていきましょう．中には，まだ解決できていない困り事もありますが，昨今，さまざまな企業が障害のある人の不便を解消するICTの活用や技術の開発を進めています．スパイラルアップする取り組みも参考にしてください．

5.1　期待される薬剤師像

　変化の激しい時代の中で，いまやコンビニエンスストアよりも多くなった薬局は，地域保健医療の一部として重要な公共的使命を有すると同時に，そこで従事する薬剤師には共生社会の実現の担い手としても期待されています．薬剤師業務の内容が対物から対人へと変化していく将来を見据え，薬剤師は「障害の社会モデル」を理解し「心のバリアフリー」という課題に取り組む必要があります．

5.1.1 「ユニバーサルデザイン環境」と「心のバリアフリー」

　薬局などの医療機関には，さまざまな患者が訪れます．一時的な病気や怪我の人，慢性的に疾患をもつ人，先天的，後天的な障害のある人，加齢により心身機能が低下している人など，健康状態がすぐれない人はもちろん，患者の介助者や付きそう家族など健常な人も利用します．さらに外国人や赤ちゃんからお年寄りまで，言語や年齢も多様です．

　そのため医療提供施設では，バリアフリー化がいち早く導入され，他の施設に比べても優れた UD 環境が整っています．しかし，いくらハード面が優れていても，患者に直接対応する薬剤師やスタッフのソフト面の対応，すなわち「ユニバーサルサービス」が不十分で「心のバリアフリー」が備わっていなければ，患者の期待が高いだけに，かえって他の施設より失望されるのではないでしょうか．

5.1.2 薬剤師と患者の良い関係

　では，薬局での「ユニバーサルサービス」とは，どのようなものでしょうか．通常，商品を購入する場合，購買決定権は消費者にあります．たくさんある中からお店を選び，たくさんの商品から自分の好みや条件にあったもの，必要なものを購入します．ファッション商品やインテリア商品，食品，レストランなど，ほとんどが消費者の自由意志で選択します．

　しかし，薬の場合はどうでしょう．市販薬であれば，患者本人が選択することも可能ですが，薬学的専門知識が必要な処方薬はそういうわけにはいきません．先発医薬品か後発医薬品かを患者が選択することはあっても，基本的に処方薬は自由意志で選べない商品です．しかし，もし服薬に課題がある患者に代わって，同じ薬効の薬の中から，患者のライフスタイルや身体能力，嗜好性に見合った服薬回数や剤形の薬への変更を提案できれば，患者の服薬アドヒアランスが向上し，服薬課題が解決する可能性があります．そして，患者との良い関係が生まれるのではないでしょうか．

5.1.3　情報収集・提供する力

　患者との良い関係を作るためには，情報収集も必要です．現在，CSR（企業の社会的責任）やSDGs（持続可能な開発目標）への対応のために「UD」を掲げる企業が増えています．製薬会社も例外ではありません．さまざまな患者の課題や服薬するときに感じる不便さを服薬回数や剤形，包装・容器のデザインで解決しようとするようになりました．また，服薬を支援する補助具を企画販売する会社も増えてきました．適当な補助具がなければ，キッチングッズや文具用品などで代用したり，リメイクしたりして，服薬を補助するアイデアもSNS上などで発信されています．

　薬剤師は，高度な薬学の専門知識と同時に，このような商品情報を多岐に渡って取り入れる必要があります．さらに日々進化するICTやAIの活用によって患者の不便を解決できるアプリや機器など，さまざまな情報を収集するアンテナをもっていたいものです．

5.1.4　共感する力

　患者は，薬が服用しにくくても，多少のことなら治療のために頑張って服用しようとする場合があります．逆に，薬剤師が残薬を厳しく管理したり，繰り返し確認したり，残薬の理由を問いただしたりすると，患者は残薬についていい出しにくくなり，飲んだふりをすることもあります．

　患者の正確な情報をつかむためには，薬剤の専門知識に加え，ホテルのコンシェルジュやファッションアドバイザーのように，リラックスした会話の中から患者が言語化できていないニーズや潜在的な不安や困り事，嗜好性までもつかみ取る共感力・推察力が必要となります．また在宅患者では，介護職や看護職など他職種と連携し，包括的に情報収集するチームワーク力も求められます．

　近年，薬剤業務にICTが活用され効率化が進む中，薬剤師の役割はよりいっそう対物から患者一人ひとりに寄り添う対人へシフトチェンジしつつあります．患者から信頼され，相談してもらえるような人間関係の構築と環境作りに努め，安全に，正しく薬を服用できるようにアドバイスする

第5章　患者と薬剤師の間のユニバーサルデザイン

能力を磨いていく必要があるでしょう.

5.1.5　「気づき」と「解決」

　患者の病状や身体能力やライフスタイルに合った薬や服薬支援を提供できれば, 服薬アドヒアランスは向上し, 残薬や服薬ミスも低減することが期待されます. もし, 患者が薬を飲めていない, 薬が残るなどの「課題」がある場合,「原因」がどこにあるのか, 服薬指導や他職種との連携で得られる情報から病状, 身体能力, 生活環境, ライフスタイル, 剤形などを総合的に判断します. そして, この「患者の不便や困り事」についての「気づき」に対して, 以下の3つの解決の視点で考えてみましょう.

・課題：患者が薬を飲めていない
・原因：薬の剤形と身体能力とのミスマッチ
・解決の視点：① 1つのデザインで多くの利用者が使いやすいものを選ぶ
　　　　　　　② 複数のデザインを用意し, 利用者が自身の能力に応じて使いやすいものを選ぶ
　　　　　　　③ 基本の部分は同じデザインであるが部分的に利用者に応じて変更する

5.1.6　ユニバーサルデザインの考え方

　前項の事例は, UD の考え方を利用しています.
① 「1つのデザインで多くの利用者が使いやすいものを選ぶ」方法
　長年愛されている定番の医薬品, 新技術を取り入れてさらに多くの患者が使いやすくなった医薬品を提供する方法です. ただし, 多くの人に愛用され, 汎用されている医薬品でも, それを使えない人や, 無理して使っている人が存在しますので, その医薬品が患者のニーズに適合しているか否かを確認する必要があります.

② 「複数のデザインを用意し, 利用者が自身の能力や好みに応じて使いや

すいものを選ぶ」方法

　処方された薬が個々の患者のニーズに適合しないとき，剤形，服用方法などの異なる薬に変更する方法です．数種類の異なる医薬品の中からその患者にとって最も服用しやすいものを選ぶことは，作り手の製薬会社にとっても，得意な技術や分野で取り組めることから，リスクが少ない方法です．また，医薬品の品揃えがない場合は，連携している別の薬局から取り寄せる，品揃えの良い店（薬局）を紹介することも必要です（基本的に処方薬の場合は，医師への疑義照会が必要となる場合があります）．

③「基本の部分は同じデザインであるが，部分的に利用者に応じ変更する」
　方法

　患者の能力やライフスタイルに合わせて薬の剤形そのものに変化を加えたり，服用支援ツール（補助具）の使用や自作を提案したりする方法です．たとえば，医薬品の嚥下がつらい患者に服薬ゼリーを提案したり，患者の管理能力に合わせて PTP シートを一包化調剤に変更したりすることで，その人にとって最も良い方法を見つけることができます．

5.1.7　ユニバーサルデザイン的アプローチ

　次節では，内用薬や外用薬における高齢者や障害者などが感じている問題とそれらの解決に向けた UD によるアプローチを考えていきます．なお，ここで示す解決方法がすべてではありません．いい換えれば，すべての患者に有効な唯一の解決法は存在しません．患者は，疾患や障害の種類で括られるものではなく，また，加齢による能力低下や障害の程度にも個人差があります．ライフスタイルや個人のニーズも多様です．服薬支援する場合は，一人ひとりの患者の能力に応じた方法を，患者本人と確認しながら決める必要があることに留意しなければなりません．

　一方で，一人の患者のニーズに寄り添った解決方法は，同じような不便を感じている別の患者にも応用することができるのも事実です．一人の患者の不便への「気づき」が誰もが服用しやすい，前より服用しやすい対応

第5章　患者と薬剤師の間のユニバーサルデザイン

策に広がれば，それは文字通り UD 的進歩といえます．

5.2　内服薬のユニバーサルデザイン

　2014 年 4 月にうおぬま調剤グループが調査した「お薬の内服・使用時の問題点把握アンケート結果報告書」によると，施設や事業所 60 施設の利用者をサポートする専門職種 420 名の回答（複数回答可）として，409人中 75％以上に当たる 305 人が「利用者さん（患者さん）の内服薬で問題や困ったことがある」と，答えています（表 5-1）．その理由として最も多いものは，さまざまな理由による「服薬忘れ」です．その他，誤った「自己判断」や，「不信感」「剤形，味，臭いなど」による「服薬拒否」，忘れているわけでなく，ライフスタイルや身体的理由から「服用できない」様

表 5-1　利用者（患者）の内服薬にかかわる問題や困難を施設スタッフが感じた事例

事例番号	問題や困難	回答件数
1	服薬拒否	116
2	具合がよくなると治ったと思って服用しない	26
3	自己判断で服用する	97
4	認知症のため管理できていない	136
5	管理できないのに管理したがる	75
6	認知症ではないがときどき服用薬があることを忘れてしまう	46
7	自分（患者本人）では薬をシートや一包化の袋から取り出せない	66
8	一包化シートから取り出すときにこぼしてしまう	56
9	薬を床などに落とし，そのまま服用しない	62
10	飲み込んだ振りをして，口内に隠しあとで吐き出してしまう	38
11	施設利用時に薬を持参しない	42
12	出かけたときに服用していない様子	8
13	嚥下障害がありむせる	49
14	粉薬がうまく呑み込めない	49
15	錠剤がうまく呑み込めない	75

2014 年うおぬま調剤グループのお薬の内服・使用時の問題点把握アンケート結果報告書より改変引用．

子などが浮かんできます．この項では，これらを解決する方法を見ていきましょう．

5.2.1 服薬を忘れる・服薬しにくい場合

「服薬を忘れる」原因には，加齢によるもの忘れと，認知症の初期症状によるものがあります．前者は，忘れたことを自覚でき，日常生活に支障がない程度ですが，後者は進行すると忘れたこと自体を覚えていなくて，生活に支障を来たします．

(a) 飲み忘れへの対応
・服薬アドヒアランスの向上

2012年にファイザー株式会社が行ったインターネット調査でも，46.3％の患者が生活習慣病の薬を飲み忘れたことがあり，その理由としては，75.5％が「うっかり」忘れということです．問題は，そのうち約6割の患者が「数日飲み忘れても問題ない」と考えていたそうです．

まず，すべての患者に対し，服薬の意義をしっかりと理解してもらう必要があります．そして，決められた服薬方法を正しく守ることで薬の効果が発揮できることを説明します．さらに，服薬の効果を検査値の改善で示すなど，具体的な数値で成果を自覚してもらうことも服薬アドヒアランスの向上に役立ちます．副作用が不安で服薬に消極的な患者には，正しい情報提供をすることで，服薬に対する理解を高めましょう．

・お薬カレンダーやお薬管理箱の活用

「お薬カレンダー」は，1週間分のお薬を，曜日別，飲むタイミング（朝，昼，夜，寝る前）別に区分された個別のポケットに分け入れて，目につきやすいところに掛けておく服薬忘れ防止ツールです．毎回のお薬がすぐに取りだせるうえ，薬が残っていると飲み忘れが明らかになります．昨今では，2週間用や，1日分を切り離して携帯できるものもあります．また，色や素材もデザインバリエーション豊富で，音や光で服薬時間を知らせる機能

> **my お薬箱**
>
> お気に入りのお菓子のギフト箱，缶などを使って，自分だけの「お薬管理箱」などを手作りしたり，大切な人にプレゼントしたりすることもお勧めです．服薬に関するものを手作りすることにより，愛着がわく，意識をするなど，服薬アドヒアランスの向上にもつながりそうですね．

が付いたものなど進化しています．お薬管理箱は，同様の機能を箱（ケース）の形態にしたものです．壁に掛けるカレンダーよりコンパクトで，もち運びも便利です．

なお，認知症患者の場合は，症状によってお薬カレンダーで工夫できる場合もありますが，服薬したことを忘れて飲みすぎる危険性が懸念されます．できれば1日1回処方にするか，家族や介助者に管理してもらうことも大切です．

・携帯用お薬ケースの活用

仕事や旅行など外出時の「服薬忘れ」を予防するには，1回分，1日分，数日分などを小分けにできるお薬ケースやポーチを利用します．バックやポケットに入れて薬を携帯することができます．ハードなプラスチックから折りたためるソフトなナイロンまで素材もさまざまです．薬の取り出しやすさを工夫したおしゃれなデザインなど，種類も豊富です．

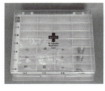 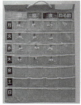 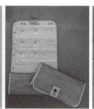 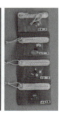 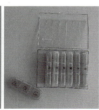

・一包化調剤の活用

　加齢により「もの忘れ」が頻繁になってきた患者，認知機能が低下した患者，1人暮らしで介助者がいない患者，多種類の処方薬で服薬管理が困難な患者には，一包化調剤がおすすめです．服薬のタイミングが同じ薬が薬袋に同封され，袋に服薬のタイミング等が印字されていますので，PTPシートから一つひとつ出す手間も省かれ，服薬忘れの低減になります．一包化された薬包をお薬カレンダーやお薬管理箱と併用することにより，さらに薬を管理しやすくなります．

・服薬支援ロボットや服薬支援アプリの活用

　認知症などで服薬管理が難しい場合でも，できるだけ自立した生活を送りたいと考えている患者を支援する「服薬支援ロボット」も開発されています（図 5-1）．服薬時間になると音や音声でお知らせし，自動で薬が提供されます．服薬できたか確認する設定も可能です．また遠隔から操作し家族や薬剤師が管理できるなど，機能も増えています．アプリやロボットを操作する能力や支援体制，個々の生活環境，患者の好みなど，患者に合ったものを選択できれば有効です．

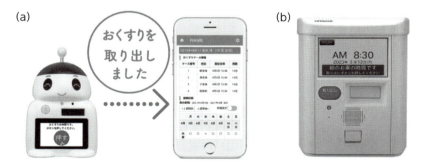

図 5-1　服薬支援ロボットの例
(a) 株式会社メディカルスイッチ　見守り服薬支援ロボット「FUKU助」，
(b) ケアボット株式会社　服薬支援ロボII.

どこで買えるの？

便利な服薬支援ツールがあることを知らない患者が少なくありません．どんな不便がどのように便利になるのか，どのような種類があるのか，どこで購入できるのか，必要とされている患者や患者の家族が情報にアクセスしにくいことが課題です．オンライン販売やカタログ販売をお知らせすることも大切ですが，やはり手にとって試用してから購入したいものです．薬局の物販コーナーで紹介や販売されていたら親切ですね．

・**服薬お知らせアプリの活用**

あらかじめ服薬時間を設定しておけば，スマートフォンに通知がくるアプリがあります．服薬時間を音声でお知らせするシンプルなアプリから，電子お薬手帳の中の機能として搭載されているもの，お薬を管理するケースとアプリが連動しているものなどがあります．普段から，スマートフォンを携帯している人には一つの解決方法です．

(b) 服薬するタイミングがないことへの対応

外出先での仕事が多い場合や，趣味や用事で外出するときなど，忙しくて，またタイミングが合わなくて，ついつい服薬できない場合があります．

・**服薬回数の変更**

服薬し忘れではなく，ライフスタイルと服薬のタイミングが合わなくて

反復分包と連続分包

一包化には服用順に分包する「反復分包」と服用時ごとに分包する「連続分包」があります．患者自身が薬を管理する場合は「朝－昼－夕」など「反復調剤」が便利です．家族やヘルパーなどの介助者が管理する場合は「朝－朝－朝」など「連続調剤」が好まれます．

5.2 内服薬のユニバーサルデザイン

服薬できない患者には1日3回服用から1日2回や1回服薬の薬に変更するなど患者の生活リズムに合った服薬回数にすると，服薬できないことが少なくなります．単なる「もの忘れ」の患者にも「服薬回数を減らす変更」は有効です．

・「口腔内崩壊錠」への変更

外出先で，水が用意できなくて服薬できない状況がある患者は，水無しでも服薬できる口腔内崩壊錠（OD錠）に変更することも有効です．もともと高齢者や小児，嚥下機能が低下した患者にとって有効な口腔内崩壊錠は，基本的に水がなくても服薬できるため，時間や場所を選びません．生活習慣病の治療薬を規則正しく服薬する必要のある多忙な人などの，服薬アドヒアランスの向上を期待できます．また，水が不要ということで，腎臓や心臓の疾患により水分制限されている患者，飲水量に気を遣う排尿障害などの患者，薬を吐き出してしまう精神疾患のある患者や，介護や介助する人にとっても負担が少なくなるというメリットがあります．

コラム

一包化調剤の功罪

一包化調剤ですべてを解決するのは問題です．まだ自分で服薬管理ができる人に，便利だからと一包化を勧めることは，かえって服薬アドヒアランスの低下につながることがあります．PTPシートから取り出し，その都度錠剤を確認する行為は，薬の名前，形状，色を覚える機会になり，積極的に治療に参加する態度を醸成します．その結果，災害でお薬手帳などを紛失したとしても救援に来た医療スタッフに，自分の薬の色，包装形態や名前を伝えられる可能性が高くなるでしょう．一包化調剤するか否かの判断は，患者の服薬管理の能力を見極め，医療者や患者や介護者とも一緒に判断する必要があります．

137

5.2.2 薬を出せない，こぼす，落とす場合

第一指と第二指でものをつまむ力は，70歳代では40歳代の3分の2程度になるといわれています．加齢とともに筋力が低下し，また関節が固く変形することで指の柔軟性は低下します．しびれや痛みによっても指，手，腕の動作や操作が困難になります．さらに，関節リウマチや脳卒中片麻痺などのさまざまな疾患によって，筋力・握力の低下や関節が曲げにくい，手指に力が入らないなどの症状が生じます．服薬時に，PTPシートや一包化された薬包から薬を取り出すことが難しくなります．

(a) PTPシートから取り出せないことへの対応
・支援ツールの活用

PTPシートから錠剤を取り出す服薬支援ツールはさまざまなタイプが商品化されています（図 5-2）．弱い指先力でも出せる，こぶしで押して出す，PTPシートの凸面を押して出す，PTPシートの裏側の平らなシート面から破って出すなど，工夫が施されています．さらに，一つでさまざまな薬のサイズに対応しているタイプや取り出した薬を引き出し式の受け皿に受けられるタイプもあります．処方されている薬の形状や使える力に応じて，適切な支援ツールを選ぶことが可能です．

PTPシートの高機能・高品質化

PTPシートは，錠剤を樹脂シートとアルミニウム箔で一つずつ包装するもので，昨今，高機能化，多様化が進んでいます．その視点は①錠剤の品質の維持と②錠剤の取り出しやすさの2つです．①では，水蒸気，紫外線，酸素，光などから錠剤を守るバリアー性が求められ，最近では，増加する口腔内崩壊錠（OD錠）に対応する防湿性への需要が高まっています．②では，高齢者や一包化調剤をする薬剤師のために，薄くて固さを抑えた素材が求められます．錠剤が取り出しやすい利点もある反面，小児の誤飲事故につながらないよう，保管の仕方への注意喚起が必要です．

5.2 内服薬のユニバーサルデザイン

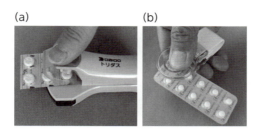

図 5-2 錠剤取り出し器の例
(a)大同化工株式会社「トリダス」，(b)山田化学株式会社「お薬ぱっちん！」．

(b) 一包化調剤の分包袋が開けられないことへの対応

一包化調剤で分包された袋は，分包紙の材質によっては，手指の力が弱くて開けづらい，片手が使えなくて開けづらい，力いっぱい開けると勢いあまって破れ，分包薬が散ってしまうなどの不便があります．

・「分包袋を固定させる」吸盤クリップの活用

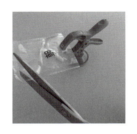

片手が使いにくい場合は，ものを固定させることで作業がしやすくなります．たとえば，一包化した分包袋であれば，吸盤クリップが活用できます．テーブルに吸盤でしっかり固定したクリップに薬包袋を挟むと，片手でもハサミで開封できます．メモスタンドや，プライスカードクリップも使用できますが，安定性の良いもの，クリップ部分が開きやすく，挟みやすいものを選びましょう．また，薬の数が多いときは，開けたときに散乱したり，落ちたり，なくしたりしないように注意も必要です．

・「電動レターオープナー（封筒開封機）」の活用

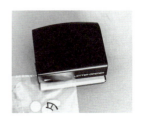

ハサミが使いにくい人には電動のレターオープナーが便利です．片手が不自由な場合は，投入口に分包袋を入れづらくなります．固定式のレターオープナーか，軽いオープナーなら，滑り止めシー

139

トの上に置くなど，動かないようにして使用する方法がお勧めです．

・分包袋に「切り目（ノッチ）」を入れる

　分包機には，あらかじめ一包ごとにカットしやすいよう切れ目（ノッチ）を自動で入れる機能があるものもあります．しかし，視力が低下した高齢や弱視の患者では，切れ目があることに気づけないかもしれません．そのような場合は，切れ目の場所を確認してもらい，わかりづらい場合は，目立つ色のマジックで印をつけておくと親切です．

(c) 開封するときに薬をばらまいてしまうことへの対応

　手指力の低下した患者にとって，分包袋を開封するときの微妙な力加減は難しいものです．勢いよく開けてしまい，中から多数の薬が散らばってしまった経験をもつ患者は少なくはありません．

・一包化の分包袋の拡幅

　分包サイズは横幅を広くとると，開けたときに散らばりにくくなります．なお，用いる分包機にもよりますが，一般的な分包サイズは縦 70 mm で，横は 60，70，76，80，90 mm など，段階的に横幅を調整できます．薬の数だけでなく，患者の開封能力に合わせて横幅を調整しましょう．

分包紙の素材

　セロハンポリエチレンラミネート紙（セロポリ）は透明度が高いのが特徴です．薬が見えるので患者にとっても薬を認識しやすく，薬剤師にとっても鑑査業務がしやすい利点があり，広く普及しています．一方，グラシン紙はシャリシャリした感触でどこからでも開けやすい素材ですが，半透明なので中が見えにくく，目視での鑑査が困難です．

(d) 落としてしまうことへの対応

　手指の力が低下すると，分包袋から出したたくさんの錠剤を，知らない間に落としたり，なくしたりすることがあります．掃除をしたら，テーブルやベッドの下や枕の下から薬が出てきたということもよく聞きます．

・お薬専用の器の活用（図 5-3）

　薬専用の器やお皿を決めておいて，服薬時に器の中に錠剤を出し，数と種類を確認してから，一つひとつ摘まんで服薬してもらいましょう．ただし，器が浅い場合や硬質な素材の場合，薬が跳ね出て紛失してしまうので，適当に深さのあるものや，シリコン素材など衝撃を吸収するような素材がいいでしょう．

　また，日本の薬は白いものが多いため，白っぽい器では薬が目立たず，飲み残してしてしまうかもしれません．黒や紺色など濃い色がおすすめです．100 円ショップや陶器市でお気に入りの my お薬トレーを見つけてください．

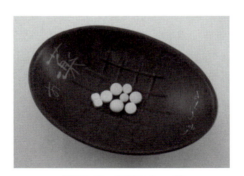

図 5-3　服薬トレー掌
筆者らが開発したもの（現在販売終了）．

(e) 出した薬がつまみにくいことへの対応
・薬杯やコップの活用

　小さな薬がつまみにくい場合は，薬杯・コップに出し入れ，そのまま口に入れてもらいます．深すぎると服用するときに天井を向くのがつらかっ

たり，大きすぎると口の際からこぼれたりするので，薬の数や患者の口のサイズに応じた大きさを選びましょう．薬杯は軽く，倒すと薬が散らばります．滑り止めや重みづけで転倒しにくくする工夫も必要です．また，市販の薬杯は乳白色の素材が多いので，服用後に薬が残ってないか確認しましょう．

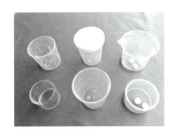

5.2.3　嚥下しにくい場合

　食物を認識してから口に運び，咀嚼して，口腔から咽頭へ送り込み，食道を通過し胃に至るまでの流れを「摂食嚥下」といいます．加齢とともに歯が抜け，舌の運動機能，咀嚼能力，唾液の分泌が低下します．さらに口腔の感覚の鈍化や食べものを咽頭へ送り込む能力の低下により摂食嚥下に障害が生じます．また，薬の副作用で口腔内が乾燥したり，脳機能を抑制する薬（抗精神病薬や精神安定剤，抗けいれん剤など）により覚醒レベルが抑制されたりすることで嚥下機能が低下することもあります．その他，脳血管障害（脳梗塞・脳出血など），神経・筋疾患（パーキンソン病など），認知機能の低下から嚥下障害になることもあります．ここでは，健常な高齢者でも起こり得る嚥下機能の低下や，散剤が苦手な患者など，自身で食事や薬を経口摂取できる患者への服薬支援を取り上げます．

一口メモ

白に白は目立たない

　ヘルパーさんが食後に服用する薬を白いティッシュペーパーの上に出しておいたところ，利用者さんが気づかず，丸めて捨ててしまったという話を聞きました．白くて小さな薬は，白いものの上では目立ちません．また，利用者さんの手のひらに直接薬を載せることはやめましょう．落としたり，なくしたりします．衛生面からも，洗えるお薬専用の器を用意しましょう．

(a) 大きな錠剤が飲みづらいことへの対応

日本の錠剤は円形が多く，直径 6 〜 8 mm の大きさのものが中心です．それは，日本人は円形の錠剤のほうがなじみ深く，飲みやすいと感じることに配慮された結果と考えます．

しかし，全体の 3 割程度は楕円形やカプセル剤など円形以外で，また通常より大きなサイズの薬もあります．服用しやすいと感じる形やサイズには個人差がありますが，患者自身の判断で，カプセルの中身を出して服用したり，錠剤をカッターで割ったりして服用することは避けなければなりません．苦味や不快な臭いが生じる，狙った器官に有効成分が届かず期待どおりの効果が得られない，成分が徐々に溶け出すように設計された薬（徐放剤）は持続的な薬効が損なわれるなど，患者にとって不利益が生じます．製剤上，問題がないかを「錠剤・カプセル剤粉砕ハンドブック」（じほう社）や，医薬品添付文書などで確認したうえで，患者が服用しやすくなるように提案することが重要です．

・剤形の変更

薬の形状によって経口で服用しづらい場合は，同一成分で，散薬やシロップ剤，坐剤，貼付剤，吸入剤など，患者が服薬しやすい剤形への変更を考えます．口腔内崩壊錠は，口中で溶けやすいため嚥下が苦手な人でも服薬しやすく，また水なしでも服用できますので，口腔内崩壊錠が剤形として入手できる場合はお勧めです．

(b) 飲み込みが苦手なことへの対応

嚥下機能に障害がなく普通食の人でも，散剤が苦手という場合は，市販の服薬補助ゼリーやオブラートの使用を提案します（図 5-4）．服薬補助ゼリーは，普通のゼリーとは違い薬の成分に影響がありません．また，薬の味や臭いを緩和するので，嚥下が苦手な人だけでなく，味や臭いが苦手な人，乳幼児や小児にも適しています．散剤でなく複数の錠剤を服用する場合も，飲みやすくなります．ただ，薬剤とゼリー剤の組合せによっては

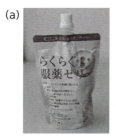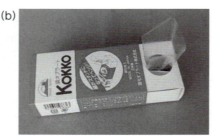

図 5-4　市販の服薬ゼリーとオブラートの例
（a）株式会社龍角散　らくらく服薬ゼリー，（b）国光オブラート株式会社・袋オブラート Kokko.

ゼリー剤の粘性や流動性に変化を及ぼすことがあるため，注意しましょう．
　オブラートで薬を包んだ後に水に浸すと，とろみが出て飲みやすくなります．口に入れると破れる場合は，薬を包んだオブラートの半分くらいを水で湿らしゼリー状にしてから口の中に入れます．すぐにコップの水で流しこむことで，張り付いたり破れたりすることを防ぎます．片手や手指が不自由な場合は，カップ型オブラートや円錐形オブラートで，パッケージの箱に自立させられる穴が開けられている商品が便利です．オブラートはでんぷんが成分なので薬効に影響はありません．

コラム

誤嚥・残留・逆流に注意

　普段の食事が普通食ではなく，トロミ食，ゼリー食の患者は，服薬でも粉状の薬にトロミ剤を付けるなどの工夫が必要です．しかし，錠剤を粉状にすることで苦味を感じ，服薬しづらくなる場合もありますので，口腔内崩壊錠に変更できれば活用します．また，嚥下機能に障害がある場合，薬が食道でなく気管に入り誤嚥性肺炎を引き起こしたり，薬が消化管に入る前に咽頭や食道に残留したり，いったん食道に入った薬が逆流して気管に入ったりするなどさまざまな危険をはらんでいます．患者の嚥下障害の程度や食事の形態，服薬時の体位などを判断して対応が必要です．

5.2.4 視覚障害（全盲・弱視・白内障など）の場合

第3章で述べたように，視覚障害は，障害の程度から「全盲」と「弱視」に分けられます．「全盲」は視覚を用いて日常生活を行うことが困難です．「弱視」は視覚によって日常生活は行えますが，著しく不自由な状態で，不便の内容は千差万別で個人差があります．

視覚に障害のある人がコミュニケーション支援として使用する手段やサービスは，さまざまなニーズに対応したものが開発されています．服薬時の不便にも活用できるものをごく一部ですが，紹介します．

(a) 薬の識別や飲み方が確認できないことへの対応

同居する家族が不在の時や，一人暮らしの視覚障害者は，薬の種類や，服用するタイミングなどを間違える危険性があります．

・触知シールや点字の使用

服用する錠数やタイミングなどを指先で読み取ることができる「点字シール」や「触知シール」があります（図 5-5）．PTP シートや薬袋，薬剤情報などに貼付することで患者が必要な情報を確認しやすくなります．ただし，患者がシールから正しく情報を読み取れるか，服薬指導で確認する必要があります．点字シールや触知シールがない場合，触って区別できるように PTP シートに輪ゴムを巻いたり，テープを貼ったり，ホッチキスの針の数の違いで印をつけたり，パンチで切れ込みを入れたりするなど，

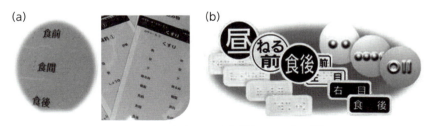

図 5-5　点字シールと触知シールの例
(a) 欧文印刷株式会社　視覚障害者のための点字シール．(b) 株式会社丸高三信堂サンマーク・サンシール．

コラム

服薬のための触知シール

　サンマーク・サンシールは，視力障害者や視力が低下した方の薬の誤飲をなくすために発明された「触っただけで薬の服用方法がわかる記号・点字シール」です．日本盲人会連合などの協力を得て，最新の点字印刷技術をもとに開発されました．一般社団法人北海道薬剤師会から，道内統一規格として認められています．このほか服薬用の点字シールも企画されています．墨字も表示し，触知シールや点字シールと正しく合致しているか，患者と確認して使用しましょう．

識別できる方法を患者と相談して対応しましょう．

・「一包化調剤」への変更

　視覚障害者にとっても，一包化調剤はとても便利です．全盲の方には，分包袋に服薬のタイミング(朝，昼，夕，寝る前)ごとに異なる触知シールや点字シールなどを貼付したり，弱視の方には印字する文字を大きくして目立たせたりします．また，袋の接着部分(シール部分)に異なった形の切込みを入れたり，切込みの数を変えたりするなど，視覚障害の程度に応じて，識別のための工夫を併用する場合もあります．処方される日数が多い場合は，朝，昼，夕など，タイミング別に分包袋を束ね，外袋に大きな文字や触って識別できる印をつけるなど，わかりやすい方法を患者本人と話し合い，確認し決定していく過程が大切です．

・「大きな文字」「書体」「コントラスト配色」の使用

　弱視の患者の場合は，標準サイズの文字では気が付かない場合もあるので，大きくしましょう．高齢者や白内障で文字がぼやけて見えづらい患者も気付きやすくなります．特に，禁忌情報や注意事項などは，明朝体のように細い書体より後述する UD フォントを使用すると可読性が高くなります．シールの場合は，黒や彩度の高い(鮮やかな)赤(橙)，緑，青，紫，

を背景にして，白抜きの太い字にするとコントラストがついて視認性が高く，見やすくなります．「朝」「昼」「夕」「寝る前」を色で区別させる場合は，カラー UD にも配慮しましょう．さらに，漢字より画数の少ない平仮名で「あさ」「ひる」「ゆう」「ねるまえ」とすると誰にとってもわかりやすくなります．

・被写体認知アプリの使用

　Seeing AI（シーイングアイ）は，Microsoft の無料の被写体認知アプリで（図 5-6），スマートフォンのカメラで捉えた内容をテキスト化し読み上げる機能があります．たとえば PTP シートの裏面に印字された薬の名前や規格を音声で読み上げてくれます．多言語に対応しているので，日本語以外を母国語にする人も活用できます．

・音声コード読み取りの活用

　音声コード変換システムは，世界中の企業で日々研究開発されており，形態や機能はさまざまで，実装実験も行われています．音声コードを対象物に貼付しておけば，専用アプリをインストールしたスマートフォンのカメラで撮影すると，情報を読み上げてくれるシステムです．以下にいくつかの例を紹介します．

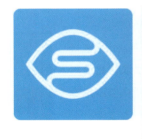
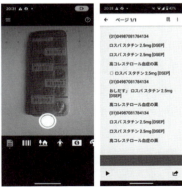

図 5-6　視覚障害者向け AI トーキングカメラアプリ　Seeing AI

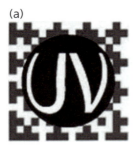 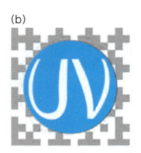 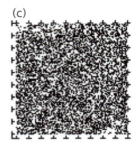

図 5-7　Uni-Voice アプリのロゴと音声コード
(a) 視覚に障害のある方向け Uni-Voice Blind アプリ，(b) 一般の方向け Uni-Voice アプリ，(c) Uni-Voice 音声コードの画像データ．

「音声コード Uni-Voice（ユニボイス）」

　音声コード Uni-Voice（ユニボイス）は JAVIS が開発した日本語 800 字程度の情報を埋め込むことができる二次元コードです（図 5-7）．専用の Uni-Voice アプリや Uni-Voice Blind アプリをダウンロードしてコードを読み取る（スキャンする）と，音声として読み上げられます．たとえば，薬情にコードを印字すると視覚障害者や高齢の患者にも薬の情報が音声で伝えることができます．問診票に使用して，既往歴や服薬履歴，アレルギー等有無などの聞き取りもスムーズに対応できます．Uni-Voice アプリは，多言語対応しているので外国語が母国語の患者にも使用できます．
〔なお，JAVIS は NPO 法人日本視覚障がい情報普及支援協会（Japan Association for the Visually-impaired Information Support）の略称です．〕

「NaviLens（ナビレンス）」

　スペインで開発されたアプリ NaviLens は，カラフルな二次元コードで，アプリ内のカメラを向けると遠くからでも広範囲に読み取り，周囲の情報を音声で読み上げ誘導します（図 5-8）．視覚障害者や高齢者の移動支援として使いやすく，神戸市内でも神戸空港や市営地下鉄で実証実験されています．また，パー

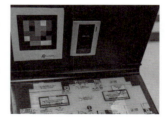

図 5-8　NaviLens
神戸空港の案内コーナーに設置された NaviLens.

ソナルコードといわれるコードはアプリから無料で入手できますので，たとえば患者本人が，紐づけする情報を追加，書き換えしたコードを処方薬や市販薬に貼ることで，整理，識別が可能です．

「アクセシブルコード」

アクセシブルコードは，エクスポート・ジャパン株式会社が障害者支援のNPO法人神戸ライトハウスとNPO法人アイ・コラボレーション神戸の協力を得て開発した多言語，音声対応の二次元コードです．商品に印刷されたコードをスマートフォンで読み取ると，その端末の設定に応じた言語で説明書などの内容を表示し，音声化して読み上げます．また，視覚障害の人が読み込みやすいよう指で触ってわかる凹凸の加工を施しています．さらに，規格がオープン化されているQRコードと同規格で，読取りに専用アプリを必要としません．世界中で利用可能です．アクセシブルコードの実用化は，SHIONOGIグループが世界で初めて採用し，50製品以上で使用しています（図 5-9）．そのほか，ロート製薬の製品など市販薬に普及しつつあります．

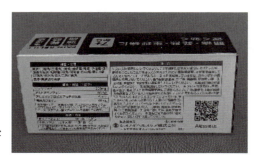

図 5-9　アクセシブルコード
シオノギヘルスケア株式会社「新セデス錠」より．

・オペレーターによる音声サポート「アイコサポート」の活用

利用者がスマートフォンのカメラに映した画像を遠隔にいるオペレーターが音声でリアルタイムで説明してくれる民間の支援サービスで株式会社プライムアシスタンスが運営しています．外出時の移動サポート，買い物などの場面で，声の人的サポートが受けられます．薬局での服薬指導

時，また，家の中でも薬の置き場所，薬の確認，薬袋や PTP シート裏面の文字情報など，必要な情報を読み上げてもらうことも可能です．一定の費用がかかり使用時間に制限がありますが，プロのオペレーターが対応する安心感や，柔軟性が利点です．

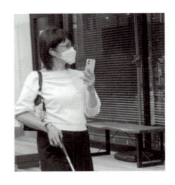

(b) 白内障の患者への対応

　第4章でも述べましたが，白内障は，水晶体が濁る病気で，見え方の特徴は，①かすんで見える，②眩しく感じる，③だぶって見える，などが代表的です．さらに，色覚も変化し，④青が見づらく，⑤黄みがかって見えます．混同する可能性のある色には，薬に多い「白と黄」をはじめ，同系色や淡い色があります．すなわち，白と薄い色みが多い日本の薬は，高齢者や白内障患者が知らず知らずの間に区別しづらくなっています．

・服薬時の明るさに注意

　加齢によって少しずつ視覚が低下している状態では，服薬する部屋の照

> **コラム**
>
> ## 画家モネは白内障だった
>
> 　画家のクロード・モネは，生涯に何度も同じ構図で睡蓮が咲く庭を描きました．白内障に罹患し始めた60歳頃と，かなり進んだ80歳頃の作品を比べると，色はオレンジっぽくなり，輪郭はぼやけるなど，白内障の進行具合と見え方の変化を理解することができるそうです．機会があれば，モネの睡蓮を描いた作品を年代と色彩で比較してみましょう．
>
>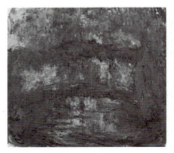
>
> 日本の橋
> 1918～24年，80代の作品．

150

5.2 内服薬のユニバーサルデザイン

表5-2 平均演色評価数の推奨最小値

Ra	事務所	工場	保健医療施設	美術館・博物館	住宅
90	化粧室		診察室 救急室 手術室 霊安室 調剤室	造形物 絵画	
80	事務室 会議室 便所 玄関ホール(昼間)	極めて細かい 視作業 細かい視作業	病室 X線室 医局 薬局 待合室	一般陳列品 ギャラリー全般	居間 台所 寝室
60	倉庫 電気室・機械室 玄関ホール(夜間)	普通の視作業 粗な細かい視作業		入口ホール 収納庫	
40	階段 廊下 エレベータ	荷積み，荷下ろし			納戸・物置

「JIS Z9110：2010　照明基準総則」より引用.

明器具の演色性（自然光下における色をどの程度再現しているかを示す指標）や照度が薬の見え方に影響を及ぼす可能性があります．JIS Z 9110：2010 照明基準総則では，保健医療施設の作業として製剤・調剤の場は照度 1000 lx で，平均演色評価数（Ra）の最小値として Ra 90 以上が推奨されています（表5-2）．患者が家庭で服薬する部屋の照明が暗くないか，特定の色を強く見せていないか光色にも注意が必要です．一般的に昼間の太陽のように全波長がバランスよく入っている昼光色（6500 K）や昼白色（5000 K）の照明を使用することがお勧めです．一方で，リビングルームやホテルの室内などに多い温かみのある電球色(2500 K)の照明は，リラックスできますが色の識別には向いていない色といえるでしょう．

・「印字した薬剤」への変更

　PTP シートの裏面はかつてシルバーが多く，印字した文字が識別しづらい状態でした．最近では，白い裏面に鮮やかな青や緑の文字で薬名や病

名，規格を印字するなど，白内障や視覚が低下してきた患者にも確認しやすくなりました．また，コーティングした錠剤そのものにも，薬名や規格が鮮やかな（高彩度）色のUDフォントでカタカナ印字しているものが増えつつあります．

(c) 色弱（強度）の患者への対応

日本の錠剤は，色弱の人にとっても見分けにくい色です．(b) 白内障の患者への対応と同様に「服薬時の明るさに注意」「印字した薬剤への変更」は有効です．さらに，薬情，薬袋などに記載される禁忌情報など注意事項に多用される「赤」は黒文字と区別がつきづらい（特にP型の色弱）ので，しっかり患者に伝わっていない危険性があります．第4章のカラーUDを踏まえて対応しましょう．

コラム

フォントにもUD

UDフォントは，見えにくい人にも読みやすいように，文字が一目でわかりやすい（視認性），誤読されにくい（判読性），読みやすい（可読性），美しい（デザイン性）をコンセプトに作られたフォントです．2017年にはMicrosoftのWindowsにも搭載され，さらに一般的になりました．小さいサイズでも読みやすい設計ですので，錠剤のような小さいものにもわかりやすく印字できます．UDフォントは，発達障害の方にもわかりやすいフォントといわれています．薬情などの文字フォントにも使用しましょう．

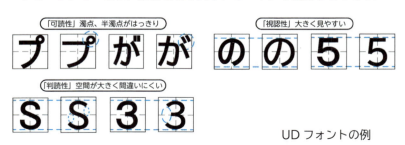

UDフォントの例

・注意喚起の赤文字の変更

　赤をオレンジみの赤や朱赤にすると，色弱の人も一般の人も黒と識別できます．さらに朱赤に白抜き文字にする，字体を明朝体でなく幅の広いゴシック体か UD フォントにする，下線を引くなど，複数の強調要素を併せると伝わりやすくなります．視力が低下して見づらい人にも効果的です．その他，文字だけでなく，イラストや図を組み合わせると誰にも理解しやすくなります．

5.3　外用薬：点眼剤のユニバーサルデザイン

　障害の有無にかかわらず，目薬を差すことが苦手な患者は少なくありません．障害や機能の低下でどうしても点眼しづらい場合の解決策を見ていきましょう．

5.3.1　手指の力が低下している場合

　加齢や関節リウマチなどにより手指の力が低下すると，これまでできていた細かい動作や力のいる動作が困難になります．点眼薬の本体部の素材の硬さによっては思うように押せないという患者さんは少なくありません．

(a) 目薬の容器を押せないことへの対応

　目薬は，医師からの指示がない場合，1 回あたりの適量は 1 滴とされています．指先の力が弱いと，押すことが困難でなかなか滴下できなかったり，押す力をコントロールできずに押しすぎて，どっと出すぎてしまうことがあります．

　このようなとき，点眼容器を摘まんで押せない人が点眼できる補助具が

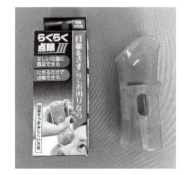

図 5-10　点眼に用いる自助具の例
川本産業株式会社　らくらく点眼Ⅲ．

開発されています（図 5-10）．補助具を使うと，点眼が苦手な人でも正確に点眼位置を固定できます．

(b) 目薬のふたが開けられないことへの対応

目薬に限らず，小さなふたを開閉する動作は手指の関節に負担がかかります．関節リウマチの患者が瓶やペットボトルのふたを開閉するときにはキッチンオープナーなども活用されています．グリップが大きめで，すべりにくい素材のものを選ぶと力が伝わりやすくなります．高齢者や力の弱い人にも有効です．食品，調味料，ペットボトル，ゼリーパウチのふたなどを開封するためのオープナーを活用することが可能です．小さなサイズ専用があればより便利です．

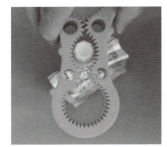

5.3.2 視覚に障害のある場合

点眼に困っているのは，手指が不自由な患者だけではありません．全盲の場合は，眼の位置と目薬の位置が合っているか確認できません．一度経験してみてください．円形ろ紙に自分の眼と同サイズのイラストを描き，アイマスクの上に貼ります．そのアイマスクを装着し，水を入れた目薬容器で点眼してみます．うまく差せたか，ろ紙上の水の跡を見ればわかりますね．目が見えない状態で目薬を上手に差すことはなかなか困難です．

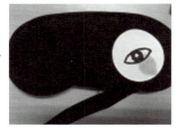

(a) 目の位置に正確に滴加するには

上部に目薬をセットして，まぶたに置くと位置が固定され確実に点眼することができる補助具があります（図 5-11）．目薬の差し込み口がシリ

コン素材で多様な形状の目薬容器に対応できます．

(b) 目薬のふたが見つからないことへの対応

視覚障害の人の日常生活での困り事の1つが「見つけられない」です．特に，小さな目薬や塗り薬などの容器のふたは一度なくしてしまうと，自分で見つけるのは大変です．あらかじめ，ふたが転がり落ちないデザインが必要です．

丸い鉛筆はコロコロ転がりやすいですが，六角形の鉛筆は途中で止まるのと同様に，ふたが多角形であれば転がり防止になります．しかし，処方される点眼薬のフタの形状は選べません．フタにゴムを巻いたり，サイズが合えばシリコン製やゴム製の指サックを被せ

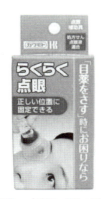

図 5-11　点眼に用いる補助具の例
川本産業株式会社　らくらく点眼．

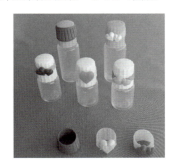

本体とふたをつなげては？

学生にふたが転がらない方法をアイデア募集すると，最も多い案は，「本体とふたをつなげておく」というものです．調味料ボトルとしてよく見かけますね．カチッとワンタッチで閉めるふたは可能ですが，回転させて開閉するふたは連帯部が捻じれて開け閉めできませんでした．

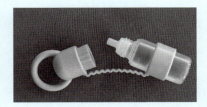

印鑑用一体型のケースで試した失敗例

その他，音が鳴るふた，五角形のふたなども提案されました．今後，迷子にならないフタの目薬や塗り薬の製品化に期待したいものです．

たりすることで，転がり防止になりそうです．

　また，点眼する場所や，ふたの置き場をあらかじめ決めておくのもよいでしょう．縁のあるものやシリコン製などのすべりにくい素材のトレー（おぼん）を置き場所にすると，転がりにくくなります．

（c）点眼薬の残量がわからないことへの対応

　晴眼者の場合は，外装フィルムの側面に透明のスリットが入っていれば残量が確認できますが，透明スリットがない場合や視覚障害の患者は残量が確認できません．たとえば一般的な 5 mL 点眼薬は，両目に 1 滴ずつ入れるところを，誤って 2, 3 滴ずつ使用すると，使い切る日数はかなり違ってきます．残量がわかると助かります．

　凸版印刷株式会社は，スマートフォンをかざすだけでボトルに入っている残液量を確認できる近距離無線通信（Near Field Communication：NFC）タグラベルを開発しています．化粧品や医薬品，酒類などで活用を見込めることから，近い将来，全世界で展開するという情報もあります．小さな容器にも活用できれば新しい UD 商品につながります．今後に期待したい技術です．

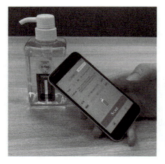
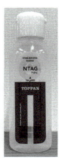
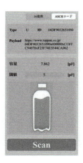

5.3.3　色弱(強度)の場合

　同じ容器で同じラベルデザインの点眼薬は，ラベルに小さく印字された薬名を頼りに識別するので，誰にとってもわかりづらく，誤認をしてしま

5.4 外用薬：貼付剤のユニバーサルデザイン

> **コラム**
>
> ### やさしい「愛・キャップ」
>
> 以前，「愛・キャップ」と称して，フタの形状を目薬ごとに変えて製造販売していた製薬会社があったそうです．色と形で識別するという考え方はカラー UD でも重要ことです．ハート形や星形など，楽しいデザインと安全性が両立する素晴らしい UD がなくなってしまったのは残念です．

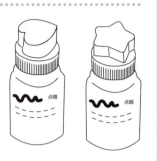

うことがあります．また，色での識別は，ある人にはわかりやすく有効ですが，色弱の患者にとっては，必ずしも識別できる要素ではありません．容器の形や大きさ，感触など，複数の異なる要素があれば，誤認しにくくなります．識別要素は多いほどわかりやすく，高齢者や視覚障害のある人，慌てていたり，薄暗い環境などでも有効です．

前述の「転がりにくいふた」対策のように，自分でふたに指サックのようなカバーを付けたり，容器に触知シールを張りつけたり，点眼薬専用のビニール袋がある場合は，袋に見分けられる印をつけたりすることで，識別の手助けとなる要素を増やしましょう．

5.4 外用薬：貼付剤のユニバーサルデザイン

5.4.1 一人暮らしの人が背中に貼る場合

日本では高齢化に加え，核家族化や未婚率の増加により，一人暮らしの世帯が増加しました．国立社会保障・人口問題研究所によると，2050 年には約 45％に達するとも予測されています．年齢に関係なく，一人で生活する世帯が増えたときに，困る服薬行為があります．お一人さま用の使いやすい薬のデザインが求められる時代を迎えています．

ひとりでも背中などの手が届かないところに湿布剤を貼るための自助具

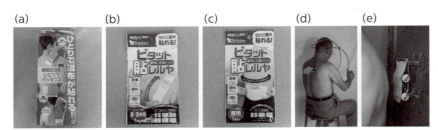

図 5-12　湿布を背中に貼るときに用いる自助具の例
(a) 旭電機化成株式会社　ひとりでベッタンコ，(b) 株式会社ビタットジャパン　ビタット貼レルヤ肩・背中用，(c) 同社　ビタット貼レルヤ腰用．(d) 宝殿石油販売株式会社介護事業部　らくだからだスタンダードタイプ，(e) 同部　らくだからだ吸盤タイプ．

がたくさん開発されています．それほど困っている人が多いということでもあります．以下，工夫を重ねた商品を紹介します（図 5-12）．

① 「ひとりでぺったんこ」は，湿布を挟んで，患部に当て，軽く押さえながら貼る方向に動かすだけで貼りたい場所に届く仕組みです（図 5-12 (a)）．10 × 14 cm サイズを基準に，7 × 10 cm サイズの湿布剤や自分でカットしたサイズの湿布剤にも対応可能な自助具です．
② 「ビタッと貼レルヤ」は湿布剤の両側に乗せて引っ張ると，フィルムが剥がれて患部に貼れる自助具です（図 5-12 (b)，(c)）．
③ 「らくだからだ」はロールの回転力を使用して湿布を背中に貼る自助具です（図 5-12 (d)，(e)）．

どれも，使い慣れるのに少し時間がかかるかもしれませんが，貼りたいときに自分で貼ることができるという患者の自由度を高める製品です．

5.4.2　手指の力が低下している場合

湿布剤のフィルムをはがすとよじれ，湿布面が引っ付いてしまい，それを剥がそうとすると，くしゃくしゃになってしまったという経験は誰にでもあるものです．特に手指の力が低下すると，引っ付いた湿布は剥がす

5.4 外用薬：貼付剤のユニバーサルデザイン

こと自体，大変です．この課題に対し，中央にミシン目を入れ両方から引っ張るシステムにすることで，よれやすさが改善されました．さらに，うら面のフィルムが波型に三分割されている湿布剤が開発され，最初に中央を剥がし患部に貼ることでよりクシャっとなりにくくなりました．

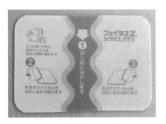

久光製薬株式会社
「フェイタスZ」

5.4.3 片手が使えない場合

　貼り薬を張るとき，両手では簡単な動作も片手で行うと格段に困難になります．片麻痺など，片方の手に障害のある人，加齢で片手に痛みのある人，一時的な怪我で片手が使えない人が不便を感じています．

　この課題に対し，広く普及するほど簡単な手段で解決できる製品や自助具はまだ開発されていないようです．大がかりな装置になることなく片手で簡単に貼ることができる湿布剤や絆創膏の開発が待たれます．もし開発できれば，片手が使えない人だけでなく多くの人が便利になるでしょう．

> **コラム**
>
> ## 片手で使えるものはすぐれたUD
>
> 　ライターは，第一次世界大戦で片手を失った人がタバコに火をつけるために開発されたといわれ，ワンハンドライターという名前だったそうです．その後，一般品として世界中に広まりました．片手で使えるということが多くの人に便利に感じたられた一つの例ですね．
>
> 　最初は障害のある人のために作られたものが，その後，多くの人が使うようになったUDの例としても有名です．
>
>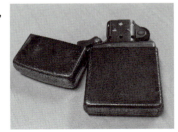

5.5　外用薬：軟膏のユニバーサルデザイン

5.5.1　一人暮らしの人が背中に塗る場合

貼り薬と同様，塗り薬も一人では，背中の届きにくい幹部に塗布しづらいものです．背中，肩や腰，首などにも無理なく軟膏を塗布できる便利な自助具が開発されています（図5-13）．使わないときは，かゆいところに届く「孫の手」になるなど，普段から使える便利な機能が使用する人を広げます．

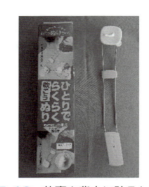

図 5-13　軟膏を背中に貼るときに用いる自助具の例
旭電機化成株式会社「軟膏ぬりちゃん」．

5.5.2　指先の力が弱い場合

チューブ容器に入った薬の利点は，製薬会社で管理された状態で出荷さ

コラム

どんどん伸び〜る

従来デザインより塗り口が長くなることで，今まで届かなかったところにも届くようになった市販薬もあります．日本家庭薬協会「家庭薬ロングセラー物語」で紹介されている容器のデザインの変遷を見ると，「アンメルツ」（小林製薬社製）は，初代の垂直ボディから，首が曲がった「アンメルツヨコヨコ」への進化を経て，「背中の真ん中まで塗りたい」というニーズに対し，既存製品よりも約3 cm長くしました（図）．使える人がどんどん増えています．いわゆる，「スパイラルアップ」といえます．

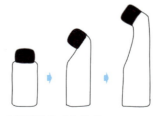

小林製薬株式会社「アンメルツ」のデザインの変遷

れているため衛生的で，安定性が高く，長期間の保存が可能なことです．しかし一方で，チューブの材質やふたの大きさ，形状によって使用が困難になる場合があります．

ふたが小さくて把持や開閉が困難な場合は，軟膏壺など，容器の変更も考えましょう．患者によっては，軟膏壺のように大きなフタのほうが開閉しやすくなる場合もあります．しかし，チューブ容器に比べ，雑菌がつきやすいことや長期の保存がきかないことへの注意喚起が必要です．

手が不自由な人が使用しやすい，軽い力で開けることができるさまざまなオープナー（「5.3　点眼剤」を参照）や絞り出し器が発売されています．キッチン用品や生活雑貨から活用できるものがないか，探してみましょう．

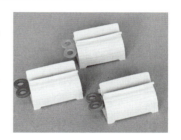

5.5.3　視覚に障害のある場合

全盲の方から聞いた話です．「顔用と手足用で，2種類の塗り薬が全く同じ形状のチューブ容器で処方され，どちらが顔用か手足用か，わからなくなる」そうです．たとえばステロイドは，頬の吸収率と前腕（外側）の吸収率では10倍以上違いがあります．そのため，顔用は手足用より弱い薬を処方されることが多いのです．前述の点眼薬と同様，同じ形の容器を使用した複数の薬が処方された場合，視覚情報が得られないことで間違えて使用することがないように注意が必要です．視覚に障害がない人でも，急いでいるときや，うっかりして間違える危険性が高くなります．形状の異なる容器にすることが可能であれば，視覚と触感で確認できて，違いに気づけます．

・**全く同じ形状の容器の対応**

以下の方法を一つでなく複数併用すると，より識別しやすくなります．それぞれ患者と識別しやすい方法を確認しながら決定しましょう．

① 剥がれないように注意しつつ，触知シールなどを貼る（触感で区別）

② 取れないように注意しつつ，片方の塗り薬に輪ゴムなどを巻きつける（触感で区別）

③ チューブがラミネート素材の場合，片方の塗り薬のエンドシール側に切れ目を入れる．ただし，指先で触っても危なくないように切れ目を角丸にする（触感で区別）

④ 剥がれないように注意しつつ，音声コードを貼る（音声で区別）

　また，前述したように視覚障害者を支援するさまざまなアプリがあります．しかし，スマートフォンを使用している人が前提になるうえ，支援アプリの使いやすさの感じ方は人によって千差万別で，薬剤師から患者に使用を強制することには問題があります．また，アプリが使用できない環境や災害時などを想定すると，アプリのみで解決しようとするのではなく，日常的に服用する薬は，指先の触覚など確実に識別できる方法と併用できれば安全性が高まると考えます．

コラム

関節リウマチ患者のための自助具

　筋力低下や運動機能障害，関節リウマチ，片麻痺の患者にとって，服薬動作が困難な場合があります．市販されている自助具やキッチン用品，ステーショナリーグッズなどで使用できるものがないか考えましょう．また，同じ不便を感じる患者間でさまざまな自助具の情報を共有し発信しているホームページやブログがあります．一部を掲載します．当事者の経験から生まれた情報は貴重です．不便を感じる内容が詳細に理解できますので，参考にしてください．

- リウマチｅネット https://www.riumachi.jp/ingenuity/detail/ingenuity_02
- 片手生活や身体が不自由な方の為の生活道具「nico」https://isotope.thebase.in/about

5.6 市販薬のユニバーサルデザイン

セルフメディケーションは，WHO では，「自分自身の健康に責任をもち，軽度な身体の不調は自分で手当てすること」と定義しています．健康を維持するために，食事や睡眠，運動などに留意し日常から体調管理します．軽度な身体の不調であれば，医療機関などを受診することなく，市販薬を利用したり，休息をしっかり取ることによって，セルフメディケーションやセルフケアを実践することができます．

セルフメディケーションやセルフケアにおいて重要な役割を果たす市販薬について，適切な選択や使用に関する課題と，市販薬の UD について

コラム

新セデス錠の UD を知っていますか？　その1

シオノギヘルスケア株式会社の「新セデス錠」の UD パッケージは，視覚障害の人とのコミュニケーションから生まれたデザインです．視覚障害者や日本語を母国語としない海外の方にも対応可能な「アクセシブルコード（音声コード）」が導入されています．パッケージの裏面に印字されたコードをスマートフォンで読み取ることで，使用方法や注意事項を日本語など7カ国語で表示・音声読み上げできるサイトへ移行します．アクセシブルコードの場所は凹んでいるため，指先で触って把握し，読み取りしやすくしています．店頭だけでなく，自宅で保管した市販薬を服薬前に確認する場合にも役立ちます．このような市販薬がもっと増えるとセルフメディケーションがいっそう進むでしょう．

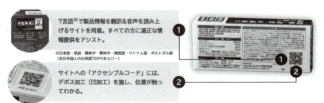

シオノギヘルスケア株式会社「新セデス錠」パッケージの UD デザイン
フルカラーの図を化学同人 HP に掲載．

見ていきましょう．

5.6.1　視覚障害の場合

　弱視の人が，風邪気味で市販薬を服用していたところ，あとで，それが胃薬だったことに気づいたそうです．「でも，なんとなく効いていたと思うんだよね」といって，笑い話になったそうです．大事に至らずよかった一方で，一歩間違えば怖い話でもありますね．家の薬の保管箱から，取り違えて服用することもあるかもしれません．また，薬局で市販薬を購入するときも，視覚に障害のある人にとって，広い売り場の商品棚に陳列しているたくさんの市販薬の中から正しく自分の求める市販薬を選ぶことは，簡単なことではありません．同じような配色やデザインのパッケージのた

コラム

新セデス錠のUDを知っていますか？　その2

　「新セデス錠」にはもう一つのUDがあります．それはパッケージです．お菓子のパッケージにあるように開封口を前面にし，大きく開く形状になっています．中の錠剤が取り出しやすく，再封もしやすくなりました．また，このパッケージは，開封口の大きなふた裏面に用法・用量を大きく記載しています．服用のタイミングや錠数など服用に必要な情報が一目で確認できます．小さな文字で情報がたくさん詰め込まれている添付文書を読むのは誰にとっても大変ですので，嬉しいUDですね．

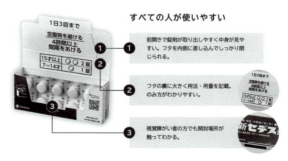

シオノギヘルスケア株式会社「新セデス錠」パッケージのUDデザイン
フルカラーの図を化学同人HPに掲載．

5.6 市販薬のユニバーサルデザイン

> **コラム**
>
> ### メンソレータム AD の UD を知っていますか？
>
> 「メンソレータム AD」は，実際に愛用されているお客様からの声に応えて，手の力が弱い人でも開けられるように容器と紙箱の設計を一から見直しました．容器は，ひとひねりで開けやすい，にぎりやすい，すべりにくい工夫がなされ，紙箱も開封口が広く，手指で押し込みやすい，弱い力で開封しやすいなどの改良が施されました．多くの人が使いやすい UD 容器として進化しました．
>
>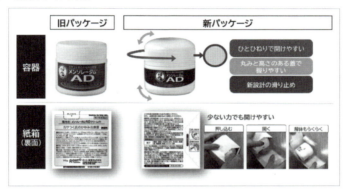
>
> ロート製薬株式会社「メンソレータム AD」のパッケージにおける UD デザイン
> フルカラーの図を化学同人 HP に掲載．

め，誤って目的でない市販薬を買ってしまうこともあるでしょう．

　会計時，薬剤師は購入者に対して，症状や目的に合った市販薬であるか，一つひとつ確認，説明しますので，間違いがあれば気が付くはずです．しかし，弱視の場合は，外見から視覚に障害があると気づけないこともあります．また，視覚に障害のある人は，会話が早口だったり，明確でなかったりすると，間違いに気づけない場合もあります．普段から丁寧に，そして発音を明確にして，間違いがないか確認しましょう（コラム参照）．

5.6.2　手指が使いにくい場合

　関節リウマチやパーキンソンの患者さんの中には市販薬の外箱や包装が開けづらいと感じている方がいます．高齢者や指先の力の弱い人でも簡単

第5章 患者と薬剤師の間のユニバーサルデザイン

に開封できるパッケージデザインが注目される中，市販薬にも開封しやすいパッケージが広がってきています．外箱は，開封口からミシン目に沿って開封できるようになっているもの，再封しやすいようなタブ付きのもの，開封口をお菓子の平箱のように大きくして薬を取り出しやすくしたものなどがあります．顆粒に使用されているプラスチックフィルムのスティック型包装には，切れ目や刻みを入れ切りやすくしたもの，切れ目がなくても手指で簡単に切れる加工をしたものがあります．新発売の市販薬ばかりでなく，ロングセラーの市販薬も愛用者の声に応え，UD 的進化をしているものが少なくありません．

5.7 子どものためのユニバーサルデザイン

2019 年 12 月 25 日に，厚生労働省医薬・生活衛生局の医薬品審査管理課化学物質安全対策室により公表された「2018 年度家庭用品等による小児の誤飲事故のべ報告件数」では，子どもの誤飲で最も多いのは「タバコ」で総数 626 件中 130 件(20.8%)，次が「医薬品」で 109 件(17.4%)となっています．また，1988 年からの推移を見ると，タバコは減少傾向にあるものの，医薬品は横ばい状態にあり，今後，最も注意すべき対象であるといえます．

5.7.1 誤飲が多い子どもの月年齢

また，「消費者安全法第 31 条第 3 項に基づく経過報告－子どもによる医薬品誤飲事故－」（2014 年 12 月 9 日）によると，医薬品の誤飲事故の起こりやすさを子どもの月齢・年齢別に見ると，1〜2 歳が最も多くなっています．3 歳未満の子どもを月齢別にみると，6 カ月〜1 歳 5 カ月と 1 歳 6 カ月〜2 歳 5 カ月に二峰性が認められたと報告されています．生後 6 カ月頃からは，手にした物を何でも口に入れるようになりますので，眼に入るところ，手の届くところに薬を放置すると思わぬ事故に繋がります．また，乳児の白歯が生えるのは 1 歳後半，乳歯が生え揃うのは 3 歳頃と

166

いわれています．かみ砕くことができない乳児は，丸呑みしようとすることから，直径4cm以下の物は，窒息の危険性も高まります．

5.7.2　誤飲の多い時間と時期

同調査によると，誤飲事故が発生する時間は20時が最も多く，家族が集まる夕食のあとに大人が服用する薬を誤飲したケースが想定されます．

その他にも，祖父母宅での5歳以下の小児の誤飲事故についても注意が必要です．公益財団法人日本中毒情報センターの調べでは，1年の中での事故の発生頻度は，お盆休みのある8月が最も高く，誤飲されるものとしては圧倒的に医薬品が多いという結果になっています．子どもにとって，帰省先の祖父母宅は，見慣れない環境だけに興味を引くものがたくさんあります．また，日常的に子どもがいないため，誤飲に対する対策も不十分になりがちです．誤飲事故を防ぐポイントを以下に掲げます．

①祖父母，親戚宅にいくときは，医薬品の誤飲について理解を求める
②医薬品など誤飲の恐れのあるものは子どもから見えない場所に保管する
③いすや台を使っても届かない場所に保管する（子どもはいすや台を重ねて上る）
④滞在中は子どもの行動から眼を離さない
⑤お菓子と似た形状のトローチ剤などは特に注意する
⑥大人の真似をするので子どもの見ていないところで服薬する

なお，障害のある子どもは，嚥下障害である場合や，口内や喉の物を吐き出す喀出力が弱く，詰まりやすいことがあるため，より注意が必要です．

また，催眠鎮静剤，抗不安剤，精神神経用剤などの向精神薬，血糖降下剤（糖尿病治療薬），気管支拡張剤，血圧降下剤などを誤飲すると，重い中毒症状を呈します．これらの医薬品の誤飲については，特に注意を払う必要があります．

5.7.3 CR容器とは

子どもの誤飲防止対策としてCR容器（Child Resistance Package）があります．子どもの力では開けにくく，大人の使用には困難を感じないよう設計された，医薬品のPTPシートやボトル容器のことです．また同義で，CRSF（Child Resistance & Senior Friendly）包装という場合もあります．「子どもが扱いにくいこと」と「大人が使用困難ではないこと」を両立させたうえで，子どもの怪我や事故を予防するパッケージデザインです．

欧米では1970年代頃から医薬品だけでなく家庭用品などでも取り入れられています．CR容器についての判断基準となる規格は，各国それぞれ異なっています．一例として，EU（欧州連合）では，規格EN14375で「子ども試験」と「大人試験」が設けられています．「子ども試験」では，月齢42～51カ月の子ども30～200人（男女同数程度）を対象に10分間で一定人数が開封できないこと，大人試験では，50～70歳の100人（男女比3対7）を対象に1分以内に1個以上取り出せることなどを求めています．現在，日本では，このようなCR容器に対する規制はなく，議論が続けられているところです．

5.7.4 日本の取組み事例

消費者庁の記者会見（2019年12月23日）によると，2019年時点で製薬企業119社中，22社の82製品にCR容器が導入されています．抗腫瘍薬，化学療法剤など，ボトル調剤されているものが多く，比較的薬価が高い医薬品で採用されている傾向にあるといわれています．また，製薬企業119社でいわゆるCR包装・容器を検討中であると報告されています．以下に，CR包装・容器の開発に力を入れているグラクソ・スミスクライン株式会社の取組み事例を紹介します．

①プッシュルータイプ（PTPシート）

PTPシートの裏面は，乳幼児の誤飲を防ぐために，錠剤を取り出しにくいアルミニウム箔と紙の二重構造になっています．このCR包装は，ア

マージ錠 2.5 mg，イミグラン錠 50 など 50 品目に採用されています．このタイプは，通常より強い力で押し出す必要があり，小児には取り出すのが困難といえます(図 5-14)．

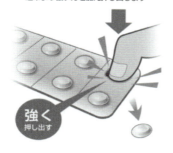

図 5-14　プッシュスルータイプ
出典：グラクソ・スミスクライン株式会社，「誤飲を防ぐ乳幼児誤飲防止包装 |STOP! 誤飲」．

②ピールプッシュタイプシート（PTP シート）

　PTP シートの裏面にシールが貼られており，そのシールを剥がしてから押し出します（図 5-15）．この CR 包装はラミクタール錠小児用 2 mg と 5 mg に採用されています．

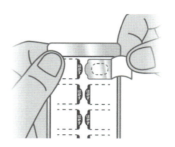

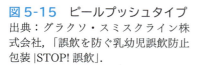

図 5-15　ピールプッシュタイプ
出典：グラクソ・スミスクライン株式会社，「誤飲を防ぐ乳幼児誤飲防止包装 |STOP! 誤飲」．

③プッシュアンドターンタイプ（ボトル）

　ふたを押す，回すという 2 段階で開封します（図 5-16）．この CR 容器はザイザイルシロップ 0.05%，テノゼット錠 300 mg など 5 品目に採用されています．

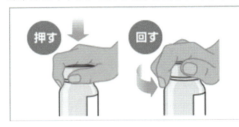

図 5-16　プッシュアンドターンタイプ
出典：グラクソ・スミスクライン株式会社，「誤飲を防ぐ乳幼児誤飲防止包装 |STOP! 誤飲」．

④ フォールディッドアンドティアタイプ（分包）

　点線に沿って折り曲げ，切れたところから引くようにして切り離すという手順で開封します（図 5-17）．この CR 包装はサムチレール内容懸濁液 15% にのみ採用されています．

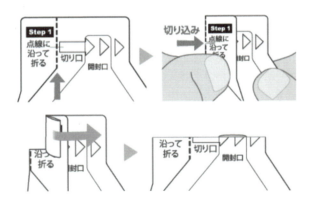

図 5-17　フォールディッドアンドティアタイプ
出典：グラクソ・スミスクライン株式会社，「誤飲を防ぐ乳幼児誤飲防止包装 |STOP! 誤飲」．

　一方，CR 機能付き袋「こまもり袋」も販売されています（図 5-18）．袋のチャック部分に CR 機能（袋内部のポケットに親指を入れて左右に広げる）があり，正しい手順でないと開封できません．さまざまな薬を保管することにより，子どもの誤飲を防げます．

5.7　子どものためのユニバーサルデザイン

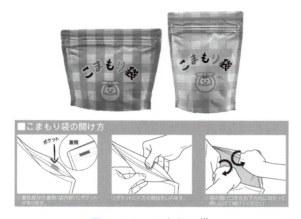

図 5-18　こまもり袋
株式会社タキガワコーポレーション「こまもり袋」とその開封法.

5.7.5　CR 包装・容器のさまざまな課題
(a) 高齢者の開封困難
　一方で CR 包装・容器は，大人が使用困難でないこととの両立性が課題となっています．中高年層が開封しづらくなって，患者の服薬アドヒアランスが低下することがないようにしなければなりません．また調剤の手間や時間が増えることも考えられます．CR 容器の必要性についての理解の促進や，関節リウマチなどの疾患がある患者など指の力が弱い人などが利用している自助具(補助具)の活用を進める必要があります．

(b) コスト面
　CR 包装へ変更するためには，相当なコストがかかります．たとえば，CR 機能の評価試験は，多くの被検者を対象として実施されており，費用と時間が必要です．また，包装設備や製造家屋への巨額な投資なども考えられます．これらを医薬品製造企業が負担することの社会的責任や意義について，社会全体が評価する価値観を醸成する必要があります．

第 5 章　患者と薬剤師の間のユニバーサルデザイン

(c) 国民への理解促進

　子どもの誤飲事故については，保護者だけが注意すればよいものではありません．にもかかわらず，学校でも社会でも医薬品の管理について学ぶ機会が少ないことも事実です．保護者や家族へ国内の誤飲事故の情報提供や注意喚起を行い，海外において CR 包装・容器を導入することによって子どもの医薬品の誤飲事故が減少している現状や，CR 包装・容器の活用がリスク低減を図るために有効であることを紹介するなど，他の施策と組み合わせて啓発活動を実施していくことが必要でしょう．

薬局のユニバーサルデザイン

　第5章では，高齢者や障害者をはじめ，多様な患者が薬を服用するときの困り事を想定した適切な薬剤の選び方，服薬支援ツールの活用など，薬剤師が提案できることや，企業が取り組んでいる UD について，医薬品のタイプ別に紹介しました．第6章では，薬局の設備，環境の UD を見ていきます．

　一般的に，医療を提供する薬局は，UD が当然と見られていますが，ハード面だけでは患者の満足は得られません．そこで従事する全員が，UD の設備や環境設計の目的は何か，どのような人が，どのように便利になるのか，どのように快適になるのかを理解してユニバーサルサービスを実践することも大切です．ハード面，ソフト面の両輪が揃うことで，患者はより安心して過ごせる薬局になります．

6.1　薬局機能情報提供制度：自分に最適な薬局選び

　また，すべての薬局が UD の環境や設備を整えられるわけではありません．立地や建物など，さまざまな理由や条件によって対応できない面もあるのが現状です．そのような場合にも，人的にサポートすることによって，設備環境の不足を補い患者満足を得られることも期待できます．

　そして，受けられるサービスの内容や環境，設備について事前に情報が得られれば，患者自身が利用しやすい薬局を選ぶことができます．

　「薬局機能情報提供制度」は，2007年に医薬品・医療機器等の品質，有効性および安全性の確保等に関する法律第8条2の規定に基づき，住民・

患者などが最適な薬局を選択できるよう支援する制度として創設されました．薬局開設者は，都道府県知事に薬局機能情報を報告し，都道府県は市民・患者に対して公表する義務があります．

2021年の改正では「オンライン服薬指導が新たに規定されたこと」や「特定の機能を有する薬局の都道府県知事による認定制度が設けられたこと」を受けて，報告すべき事項が追加されました．そして，2024年4月から，厚生労働省が提供する全国統一的な検索・情報提供システム「医療情報ネット」により全国一律の情報が公開されることとなりました．

薬局機能情報の内容は，①管理・運営，サービス等に関する事項，②提供サービスや地域連携体制に関する事項，③その他医療を受ける者による薬局の選択に資する事項，④その他の留意点から構成されています．その中から①，②について次項に示します．

薬局機能情報の項目は住民・患者はどのようなニーズをもっているのかを確認する視点としても活用できます．

6.1.1　管理・運営，サービス等に関する事項

以下の「基本情報」によって，住民・患者は，病院やクリニックに近隣の薬局だけでなく，職場や学校の周辺，交通の乗り換え地点など，自分の生活範囲の中から行きやすい薬局を選んだり，自分のスケジュールに合う日時に利用・連絡することができます．

（1）基本情報

1. 薬局の名称
2. 薬局開設者
3. 薬局の管理者
4. 薬局の所在地
5. 薬局の面積
6. 店舗販売業の併設の有無
7. 電話番号及びファクシミリ番号
8. 電子メールアドレス

6.1 薬局機能情報提供制度：自分に最適な薬局選び

9. 営業日

10. 開店時間

11. 開店時間外で相談できる時間

12. 健康サポート薬局である旨の表示の有無

13. 地域連携薬局の認定の有無

14. 専門医療機関連携薬局の認定の有無（有の場合は第十条の三第一項に規定する傷病の区分を含む.）

6.1.2 管理・運営, サービス等に関する事項：「基本情報以外の情報」

さらに自身にとって利用しやすい薬局かどうかを「薬局へのアクセス」「薬局サービス等」「費用負担」に関する情報から判断することが可能です.

(1) 薬局へのアクセス情報

1. 薬局までの主な利用交通手段

2. 薬局の駐車場

3. ホームページアドレス

(2)「薬局サービス等」の情報として

1. 相談に対する対応の可否

2. 相談できるサービスの利用方法

3. 薬剤師不在時間の有無

4. 対応することができる外国語の種類

5. 障害者に対する配慮（視覚障害者，聴覚障害者に対するサービス内容）

6. 車いすの利用者に対する配慮

7. 特定販売の実施

8. 薬局製剤実施の可否

9. 薬局医薬品の取扱品目数

10. 要指導医薬品及び一般用医薬品の取扱品目数

11. 健康増進法第 43 条第 6 項に規定する特別用途食品の取扱いの有無

12. 配送サービスの利用

175

（3）費用負担

1. 医療保険及び公費負担等の取扱い
2. 電子決済による料金の支払の可否

6.1.3　提供サービスや地域連携体制の事項

　以下のようなさまざまな情報が提供されています．（1）「業務内容・提供サービス」の「4. 薬局の業務内容」の項目は多岐に渡り，「オンライン服薬指導」や「電子処方箋の受付」「電子版を含むお薬手帳による薬歴などの一元管理」などに対応している薬局がわかります．

（1）業務内容・提供サービス

1. 認定薬剤師（中立的かつ公共性のある団体により認定され，又はそれらと同等の制度に基づいて認定された薬剤師をいう．）の種類及び人数
2. 健康サポート薬局に係る研修を修了した薬剤師の人数
3. 登録販売者その他資格者の人数
4. 薬局の業務内容
5. 地域医療連携体制

（2）実績，結果等に関する事項

1. 薬局の薬剤師数
2. 医療安全対策の実施
3. 感染防止対策の実施の有無
4. 情報開示の体制
5. 症例を検討するための会議等の開催の有無
6. 総取扱処方箋数
7. 健康サポート薬局に係る研修を修了した薬剤師が地域ケア会議（行政職員をはじめとした地域の関係者から構成される会議体をいう．）その他地域包括ケアシステムの構築のための会議に参加した回数
8. 患者の服薬状況等を医療機関に提供した回数
9. 患者満足度の調査

（3）地域連携薬局等に関する事項

1. 地域連携薬局
2. 専門医療機関連携薬局

6.1.4　医療情報ネット

　たとえば，「医療情報ネット（ナビィ）」の画面を開き，「薬局を探す」を クリック，「キーワード」に「神戸市中央区」と入れると 129 件の該当薬 局がリストアップされます．さらに，「条件を絞り込む」ボタンをクリッ クすると，前述の薬局機能情報の項目が出てきます．「聴覚障害者に対す るサービス内容を選択」からは，「手話による服薬指導や相談」，「手話以 外での服薬指導や相談」「画面表示」「文書」「筆談」「その他」など，必要 な条件で薬局を絞り込むことが可能です．たとえば，「視覚障害者に対す るサービス内容を選択」から「薬袋への点字表示」をチェックし「絞り込 む」と 1 件該当しました（2024 年 11 月現在）．

　事前にこのようなハード対応，ソフト対応の情報を提供することで，利 用者は自分に合った薬局を選ぶことができます．

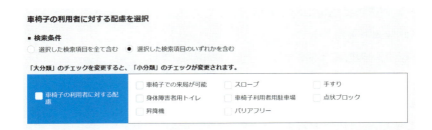

6.2 薬局のユニバーサルデザインとは

　この節では目指すべき，理想の薬局の UD を薬局業務ごとに考えていきましょう．公益財団法人共用品推進機構は，2015 年度に「医療機関に関する良かったこと調査(以下，良かったこと調査)」を実施し，報告書で「人的応対」と「設備面」とに分け，多様な患者の意見を公表しています．
　「設備面」ではさまざまな場面でバリアフリーの空間，設備に満足している意見が多く見られます．「人的対応」では，「薬局」場面で「声をかけてくれる」「丁寧・親切・親身・明るい・優しい(臨機応変な)対応」「身体特性に合わせた配慮・補助をしてくれる」「自分がいるところまで来てくれる」「薬を分けて渡してくれる」「自分に合わせたコミュニケーションをしてくれる」「筆談してくれる」「手話で対応してくれる」「マスクを外してくれる」という具体的な実態やニーズを読み取ることができます．患者の満足はハード対応とソフト対応の両面が揃うと高くなります．

6.2.1 薬局と患者の接点

　薬局は，近隣の病院やクリニックが専門とする診療科によって来局する患者の疾患や状態が異なり，環境や設備に対するニーズも変わります．また，総合病院の門前か地域密着のクリニックの近くか，商業集積力のある中心市街地か郊外の主要幹線道路沿いか，建物の 1 階か 2 階以上か，面積が広いか狭いかなど，さまざまな条件によって，サービスの内容や提供方法なども違ってきます．ここでは，特に薬局の立地条件を絞り込むこと

なく，入店する前から退店まで，薬局と患者の接点を4つの場面に分けて，ハード面・ソフト面，UD が大切とする心地よい環境などの見地で述べていきます.

【4つの場面】

① 駐車場から薬局の入口まで

② 入店から受付

③ 待合室（設備・環境）

④ 一部負担金の徴収

6.2.2　3つの視点

これら①〜④の場面ごとに，患者視点，薬局視点，バリアフリー視点の3つの視点を取り入れながら理想の薬局を考えます．患者視点とは，「良かったこと調査」の報告書や，「薬局機能情報」などを参考に，患者の心理や不便を理解した，患者の立場に立った情報，サービス，設備の視点です.

薬局視点とは，医薬品を衛生的に，安全に扱えるために必要不可欠な項目が示されている厚生労働省の「薬局等構造設備規則」などを参考にした薬局の特性から考える視点です.

そしてバリアフリー視点は，バリアフリー法の「建築設計基準」で「高齢者，障害者等をはじめとする多様な利用者のニーズに応えるため，施設の実情に応じて設計することが望ましい留意点」からの視点です．これらは相互に，また複合的に関係し合い，いずれも共生社会の薬局として必要な視点だと考えています.

6.3　駐車場から薬局に入店まで

患者が初めて訪れる時に，薬局がすぐに見つかるか，薬局の敷地に入ってから安全にスムーズに入口まで行けるかについて考えます．「良かったこと調査」を見ると，高齢者や障害のある患者さんにとっての利用しやす

第6章　薬局のユニバーサルデザイン

さは，駐車場が利用しやすいこと，入口の場所や段差の有無がわかりやすいこと，それらが音・音声アナウンス・点字ブロック（誘導用ブロック）など，視覚，聴覚，触覚などで複数の感覚器官で理解できることなどが挙げられています．

6.3.1　見つける

（a）案内看板・薬局名

　薬局は，地域の医療・健康管理の担い手です．その存在が遠くからでも発見できるようにする必要があります．しかし，薬局には理容室の赤と青のクルクル回るサインポールやコンビニエンスストア大手のロゴデザインなどのように，遠くからでも発見しやすいサインや，認知されたロゴデザインは今のところありません．「○○○○薬局」という看板やサインを，わかりやすいデザインで見えやすい位置に掲げる必要があります．

　薬局名も注意が必要です．近隣に類似する名称の薬局があると患者が間違える可能性があります．また，薬局名が，すでに周知されている他業種の企業や店舗の名前と似通っていると，何か関係があるかのように誤解される危険性があります．一方，薬局名は，自分たちがこういう薬局でありたいというアイデンティティーを示す大切な名前であり，患者さんとの最初の接点です．薬局の目指す志やスタッフの雰囲気が伝わり，長く愛される名前にしたいものですね．

（b）外観

　最近は，さまざまな外観の薬局が増えてきました．中には，カフェのようなおしゃれな薬局，ケーキ屋さんのような可愛い薬局もあるようです．増加する薬局の中で差別化を図るためには良いかもしれませんが，薬局が地域共生社会の医療提供機関として大切な役割を担うことを考えると，やはり一目で「薬局」とわかる工夫を第一優先するべきではないでしょうか．急いでいる人，視覚障害のある人，視力が低下した人，車いす目線の人，たまたま旅行で訪れた人，日本語を母国語としない外国の人など，さまざ

まな人が遠くからでも発見できることが，利用しやすさに繋がります．差別化は，薬局内に入っての内装でも可能です．

(c) お出迎えの環境

敷地が広く余裕があれば，草花を植栽し，季節感のある景観や日陰を作りたいものです．UD は機能ばかりでなく，五感で快適さを感じることも重視しています．日本の四季を感じられる草花は，薬局に来る患者を和ませる心理的効果も期待できます．ただし，樹木が成長して案内板や標識が見えないようになったり，手入れを怠ると，かえってマイナスです．維持・管理ができることが前提です．

6.3.2 停める(駐車場)

「良かったこと調査」の「駐車場」に関する意見で，「表示が大きくわかりやすい」「広くてよい」「病院の入り口に近くてよい」「いつでも停められるのでよい」「屋根があり雨に濡れずにすむ」「料金を払うとき，小銭が入れやすい」など，駐車場は，見つけやすいこと，移動しやすいこと，使いやすいことに対して良かったと感じられています．

出入口近くに車いすを常時利用する人用の「車椅子使用者用駐車施設」（区画の横幅 3.5 m 以上）と妊婦，高齢者，怪我人など，移動に配慮が必要な人を対象にした「優先的に駐車できる区画」（同 2.5 m 以上）を設置できれば理想的です．しかし現状では，車いす使用者の駐車場が「急いでいたから」「一般利用者用が混んでいたから」などの理由で使用され，車いす使用者が使えないという問題があります．駐車場は共生社会における移動環境確保のための基本的なインフラです．路面や壁面に理解と協力を促す案内やピクトグラムを表示し，本来必要な人が使用できるようにしましょう．また，車いす用の駐

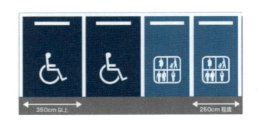

車場に屋根があることで，乗降時に雨の日も濡れることなく利用できます．

6.3.3 移動する
(a) 車寄せ

　雨の日に車で来局したとき，車いす使用者，荷物が多い人，ベビーカーの人など，玄関に車寄せがあれば雨の日も濡れることなく快適に乗降できます．

(b) 段差を解消するスロープ

　車いす使用者や高齢者，歩行が困難な人，ベビーカーの人，荷物の多い人，体調が悪い人などにとって，階段や段差はバリアになります．スロープを併設したり，段差解消のプレートを設置しましょう．特に車イスでは2 cmの段差があると，前輪が段に対して横向きになり，越えることができません．

- 屋外スロープの傾斜は，自走式の車いすの場合1/15（15 m進むと1 m高くなる）以下が好ましく，スロープの途中で折り返しや，小休止できる平坦な踊り場を設けることで，楽に走行できます．
- スロープの材質は滑りやすい素材を避けましょう．特に，雨が降ったときなど，濡れた状態は滑りやすくなります．

段差をなくすと困ることも

　段差はないのが望ましいとは一概にはいい切れない場面があります．たとえば，車道と歩道の境目などは，段差を2 cmにすることが決められています．視覚障害の人は白杖の先や足裏で段差を感じ確認していますので，段差がないと気付かず車道に出てしまったり，横断歩道を最後まで渡り終えたことが認識できず危険になるからです．白杖の人と車いすの人，双方の視点で考える必要があります．

(c) 手すりの設置

スロープや階段には両側に連続的に手すりを設置するのが理想的です．一段の手すりの場合は 75 〜 85 cm が適当ですが，一段のものより，二段（65 cm と 85 cm の高さなど）で身長によって高さが選べるようなタイプや，波型手すりで体を引き寄せたり支えたりできるものなど，UD として多様な製品があります（図 6-1）．また，壁などとコントラストがある色にすることで，手すりの位置がわかりやすくなります．さらに，手すりの始まりと終わりに何階であるかがわかるよう点字表示がされていると視覚に障害のある人にも親切です．

屋外の手すりの素材は，外気温や雨風に耐えるよう金属（ステンレスなど）を樹脂で覆ったものが一般的です．感触も金属より温かみを感じられ，安心感を与えます．

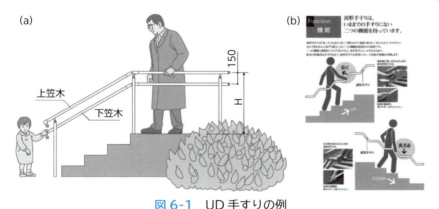

図 6-1　UD 手すりの例
(a) YKK AP 株式会社　歩行補助手すり『パルトナー UD フェンス』，(b) 株式会社カワノ　波形手すり『キック クネット・ロング』．

(d) 溝カバー

車いすの前輪（キャスター）の大きさは直径 8 〜 18 cm 程度で，タイヤの幅は 1.8 〜 4 cm 程度です．側溝にカバーがないと通行できません．溝カバーがある場合も，車いすの前輪がはまり込まないよう目の細かいものを選びます．ベビーカーの車輪やキャリーケースのコマ，パンプスのヒー

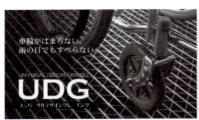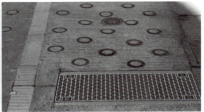

図 6-2 株式会社カワグレ　ユニバーサルデザイングレーチング

ルも挟まらないので，さまざまな人が安心して歩行できます．最近は目の細かいグレーチングの溝カバーが増えてきました最適なものを選びましょう（図 6-2）．

(e) 点字ブロック（誘導用ブロック）の敷設

入口までの主要な動線には点字ブロック（誘導用ブロック）を敷設します．たとえば，歩道から入口，玄関前，階段の始まりと終わりなど，必要なところに点状ブロック（警告）と線状ブロック（誘導）を使い分けして設置します．点字ブロックは黄色を基本的として，弱視の人にも存在がわかりやすくなるよう，床材の色とコントラストのある配色（輝度比 2.0 以上を推奨）に気を付けましょう．

> **コラム**
>
> ## 誘導用ブロックの形状
>
> JIS T9251「高齢者・障害者配慮設計指針－視覚障害者誘導用ブロック等の突起の形状・寸法及びその配列」でサイズ，突起の形状，配列などが決められています．点状（警告ブロック）は注意を喚起する位置を示します．また，線状（誘導ブロック）は移動方向を示しています．
>
> 最近では点字ブロックに埋め込まれた電子タグに記録された位置情報を，タグリーダ内蔵の白杖で読みとり視覚障害者の歩行をサポートするシステムも実証実験されています．

6.3 駐車場から薬局に入店まで

> **コラム**
>
> ### 誘導用ブロックの色
>
> 　誘導用ブロックの色については，国土交通省のバリアフリー整備ガイドラインで「視認しやすい黄色で，周囲の路面と明確なコントラストを確保する」とありますが，どのような黄色か詳しい規定はありません．従来の黄色に比べ弱視の人にも視認しやすく，周囲の景観とも調和しやすいカラー UD に対応した誘導ブロックも東京大学を中心に誘導ブロックメーカー各社（株式会社 LIXIL，日本興業株式会社，株式会社キクテック，大光ルート産業株式会社）と DIC カラーデザイン株式会社らにより開発されています．
>
>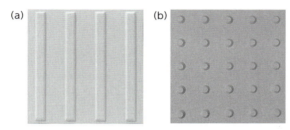
>
> **視認性と景観調和を両立した視覚障害者用点字誘導ブロック『ルシダ®』**
> (a)クールイエロー（画像提供：LIXIL），(b)ウォームイエロー（画像提供：大光ルート産業）．フルカラーの図を化学同人 HP に掲載．

(f) 屋外照明

　屋外照明については，夜間でも安全に通行できる明るさが基準になります．季節によって日没の時間が異なるので，センサーによる自動点灯で管理できると便利です．

6.3.4 入口

(a) インターフォン

　移動にサポートが必要な場合などに，入口に設置されたインターフォンを通じて依頼すれば，スタッフが出迎え対応してくれるサービスがあります（図 6-3）．移動に不安がある方や視覚に障害のある人は介助者がなく

185

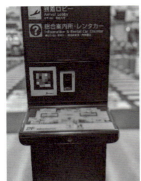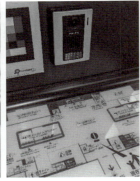

図 6-3　神戸空港の入り口にあるスタッフ呼び出しインターフォンと触知図

ても安心して利用できます．来店者の姿が見えない店舗の入口や，2 階以上の店舗の階下の入口で，お客様がサポートをお願いしたい場合も便利です．

(b) 薬局案内図（触知図）

　大型商業施設の中の薬局の場所や，薬局内のレイアウトがわかるように，入口付近に案内板があると参考になります．特に視覚障害の患者には，案内板の位置を音声で案内し，音・音声，点字，触知などでわかる触知図が必要です．車いすの利用者も近づけるよう，下部の空間や見やすい高さに配慮しましょう．汚れていたり，欠けていたりしていないよう，管理も大切です．

(c) 入口幅

　前後に高低差がなく 90 cm 以上の幅があれば車いす使用者や杖歩行の人も通過できます．120 cm 以上あれば，松葉杖の人が通行しやすく，150 cm あれば，人と車いす使用者がすれ違うこともできます．車いす使用者同士ですれ違うには 180〜200 cm 程度の幅が必要です．広い玄関があれば，介助者と一緒に来院したい患者も余裕をもって入退店できます．

(d) 自動ドア

　自動ドアは誰にとっても便利なUDですが，見通しのきかない不透明な素材だと出会いがしらにぶつかる場合があります．一方，透明のアクリル硝子だとドアの存在に気づかず突進したり，挟み込まれたりする危険があります．事故防止用の「自動ドア表示ステッカー」や「自動ドア警告ラベル」を貼って，子ども，高齢者，視覚に障害のある方を守りましょう．

　神戸空港の自動扉は3段階の高さで丸窓が配され，子どもの目線，車いすユーザーの目線などの高さで前方が見やすくなっています．また，開かない透明ガラス面にはガラスの存在が認識できるようシールが貼られ，衝突防止ガードが設置されています．

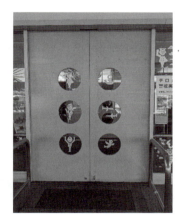

(e) 音声や音で知らせる

　玄関があることを，音声や音で知らせると視覚障害者も安全です．音声案内は，トイレや改札口など，いろいろなところで利用されています．音声案内のタイプとして，①常時鳴っている装置，②人が来たときにセンサーで感知し鳴る装置，③視覚障害者がもつ発信器の電波に反応して案内をする装置などがあります．通行量や目的に応じて選ぶことができます．

6.4　入店から受付

　障害の有無にかかわらず，来店する患者を見守り，サポートが必要だと思ったときは，声かけするような心づもりが大切です．特に，介助者を伴わない白杖をもった患者や車いす使用者の姿を入口に認めたら，さりげなく声かけしサポートを申し出ましょう．障害のある患者をサポートする場合は，大げさに特別扱いをすると恐縮させたり，目立たせたり，周囲に違

和感を生じさせることになります．あくまでさりげなく，自然に振る舞うよう心掛けましょう．また，弱視，聴覚障害，内部障害の患者は，外見からわかりません．小さなサインを見落とさないようにしたいものです．

また，受付での初回問診票の記入や病状の確認などの際は，障害に対応した支援も必要です．2回目以降の来局時は，誰が対応しても，前回のサービスを基本にして個々の患者のニーズに沿った対応ができるよう支援の仕方や内容をスタッフ間でしっかり共有しておきましょう．しかし，決めつけはマイナスです．前回，サポートを必要とされなかった患者が，体調や病状の変化によって支援を望まれることがありますので，柔軟な対応が大切です．

6.4.1　室内用点字ブロック

視覚障害の患者の場合，屋外から室内まで点字ブロックが連動していると，受付にたどり着く支援になります．屋内用の点字ブロックには，さまざまな製品があります．たとえば「歩導くんガイドウェイ」は表面に突起がなく周囲がスロープ形状になったゴム製の誘導マット（屋内専用）です（図6-4）．白杖で叩いたときの音や質感の違い，足裏に伝わる感触の違いによって，目的地まで安全に誘導します．

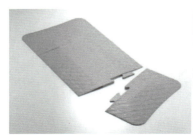
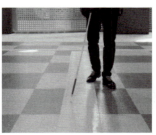

図6-4　歩導くんガイドウェイ
錦城護謨株式会社　視覚障害者用歩行誘導マット『歩導くんガイドウェイ』．
引用元：歩導くん ガイドウェイ．

6.4.2　カウンターの種類

　カウンターは，処方箋の受付，初回問診票（問診アンケート）の記入，服薬指導など，薬剤師と患者が対面コミュニケーションをとる重要な場所です．プライバシーの確保とリラックスして面談できる環境・設備に留意します．一方，身体特性や，介助者，介助犬などの同伴の有無など患者の状況によって最適なカウンターは異なりますので，以下のように状況によって選択できれば理想的です．

【カウンターと患者ニーズの例】

- 軽症患者，急ぐ患者，立っているほうが楽な症状の患者：立ち式カウンター
- 処方薬が多い患者，立位がつらい患者，高齢の患者：座り式カウンターと専用いす
- 車いす使用の患者：車いすの座面の高さ（45 cm 程度）に合わせた高さ75 cm 程度で，膝が入る奥行 40 cm 程度を確保したカウンター
- 介助者を伴う患者：2 人用の幅の座り式カウンター
- プライバシーを厳守したい患者やオンラインでの服薬指導：個別対応ができる個室

　カウンターは，座り式カウンターの椅子を外せば車いすの人が使用できたり，仕切り板を移動させると幅が広く使えるなど，状況に応じて変化したり，可動式があれば便利です．最近は手動で天板が昇降でき高さが変更できるものや組み立て式で簡単にプライバシーブースが設置できるものもあるようです．

6.4.3　プライバシーの確保

　カウンターでの服薬指導や，待合室での会話などを，他の患者に聞かれたくない人も少なくありません．患者のプライバシーを確保するためには，カウンター上の仕切り板や，衝立に防音素材を使用することもお勧めです．また「サウンドマスキング」といわれる同じ音波をぶつけることで音が消えることを利用した装置も開発されています．

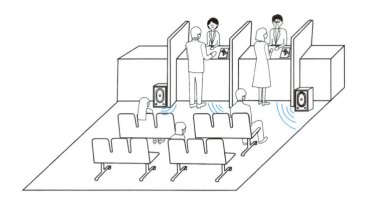

6.4.4　カウンターでの不便

　カウンター上の作業についての不便や困り事は，障害の種類や程度，患者本人のニーズによってさまざまです．障害ごとに課題を取り出し，解決のために事前に準備するもの，医療スタッフの対応について述べます．

(a) 聴覚障害の患者
・「耳マーク」（緑のマーク）の設置

　聴覚に障害のある人が，自分の耳が不自由であることを表すのに使用します．カードを見せることで必要な援助を受けやすくなります．また，サービス提供側がこのマークを掲示し，耳の不自由な方に必要な援助を行いますという意思表示を示すために用います．マークの下に筆談対応，手話，読話，コミュニケーションボードなど，

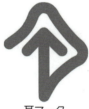

耳マーク

対応可能な方法を明示しておくことで，安心して受付に来ていただけます．要約筆記者を随伴している場合は，快く受け入れ，質問や服薬指導はあくまで患者本人に向けて話すようにしましょう．また，筆談や手話でも表情がわかるよう，マスクを外して読話しやすくすることも必要です．感染症が流行しているときは，状況を見ながら柔軟な対応が必要となります．

※耳マークの利用と管理は一般社団法人全日本難聴者・中途失聴者団体連合会が行っています．

・大事なことは念押しする

　聴覚障害の患者には，薬が変更になったときや，禁忌などの大事な情報は，紙に書いて渡し，必要なときは身振りも添えるなど，念押しが大切です．

(b) 視覚障害の患者（全盲・弱視）

　視覚障害の患者には，「薬剤師の○○です」など自分の名前を告げます．離席したり，しばらくお待ちいただいたりするときは，その状況を声に出して説明します．視覚障害の方は，今まで話していた相手が急に離席したことに気づきません．1人で話し続けているということがないように，薬剤師が気を付けましょう．

・問診票の記入への対応

　問診票の記入は，患者の体質，薬による副作用や体調悪化の経験，服用している薬や食品などとの飲み合わせを確認して，安全に，安心して服薬していただくことが目的です．質問項目で記入漏れの項目があれば薬剤師が聞いて記入する場合もあります．

　視覚障害の患者に対しては，希望があれば代筆しましょう．事前に問診票が記入できるように，HP上にダウンロードできるファイルを用意しておくと，家族や介助者と一緒に記入したり，弱視の人などはゆっくり自宅で作成したりして持参することが可能となるので便利です．

・処方箋など，必要なものをすぐに出せない場合への対応

　「ゆっくりでいいですよ」などと声かけし，急がせないように配慮しましょう．困っている様子があれば，「よろしければ，一緒に処方箋を探しましょうか」と希望を確認して，協力する方法もあります．また，処方箋のFax送信や電子処方箋対応など，患者の手間が省ける対応を病院や本人とともに考えてみましょう．

（c）上肢，手指が不自由な患者

　問診票の記入が難しい場合には，患者の希望があれば代筆します．また，ダウンロードできる問診票を薬局の HP に設定しておけば，事前にじっくりと時間をかけて本人や家族，介助者が記入することもできます．プライバシー確保の面からも便利です．

（d）肢体不自由の患者

　診察後，さらに薬局に来ることが体力的に困難で，できれば早く帰宅したい患者もいます．病院から Fax 送信や電子処方箋で，オンラインで服薬指導が受けられ薬を配達できるサービスを提供できれば喜ばれます．

6.4.5　ドライブスルーカウンター

　ドライブスルー方式による薬局とは，外壁開口部の専用窓口で，乗車したままの状態で処方箋の受付から，薬の交付までできるシステムのことです．この構造は，体の不自由な人や感染症に罹患した人，幼い子どものいる人などでも，薬局に入ることなく利用できるので，共生社会に適したサービスです．ただし，ドライブスルーカウンターにおいても，衛生面や患者のプライバシーの確保，さらに夜間の照明や利用時に対応できるインターフォンや雨に濡れない設備の設置など，薬局内と同様なサービスの質を担保することが求められます．加えて，周囲の交通の障害にならないように運営するなど，薬局の構造設備の法令における配慮事項を遵守する必要があります．

6.5　待合室（設備）

　薬が交付されるまでの時間を安全・快適に過ごす場所として，待合室の環境は大切です．清潔を保ち，さまざまな患者の健康に配慮する必要があります．気分が悪くなった患者には，状況に応じて楽な姿勢で休んでもらい，場合によっては医師，看護師，救急に連絡する用意も必要です．日頃

から待合室の患者さんの様子にも目を配り，変化に即座に気づけるように心がけましょう．また，混雑時など待ち時間が長くなっても，イライラしないで待っていただく工夫も必要です．

6.5.1　店内の照明と高齢者

JIS Z9125-2023「屋内照明基準」では，作業内容や空間の用途に応じた「推奨照度」を定めており，病室は 100 lx，待合は 200 lx となっています（表 6-1）．一方，一般的な建物の玄関ホールでは，昼間の照度は 750 lx と高めに推奨されています（夜間は 100 lx）．それは，晴れ〜曇りの昼間の屋外の照度が 1000 lx 以上あることから，明るい屋外から暗い室内に入ったとき，一瞬ものが見えにくくなり，次第に目が慣れて見えてくるという「暗順応」に対応するためです．高齢になるほど順応に時間がかかり，転倒やふらつきの原因にもなります．屋外と室内の照度差が極端に大きくならないようにしましょう．

また，高齢者は加齢による白内障の症状の一つで，水晶体が白濁することにより眩しく感じます（グレア）．不快感や見にくさから転倒を誘発することもあります．照明器具については，ギラギラした強い光が直接目に入らないよう光を拡散させるすりガラスのようなカバーが付いたものがよいでしょう．屋外の強い日差しもガラス越しに眩しく感じることがあります．スクリーンやカーテンなどで調整するなど，眩しすぎず，暗すぎない工夫をしましょう．真っ白な什器に光が反射して眩しい場合もありますので，その場合は，黒など着色したマットを敷くことで軽減されます．

6.5.2　通路

通路幅は，車いすの人が通行しやすい幅は最低 90 cm で，150 cm あれば歩行者とすれ違うことができます．手動の車いすで 360°方向転換するためには 150 × 150 cm 以上の平坦部が必要で，電動車いすの場合は 180 × 180 cm 以上あれば回転しやすくなります．また，片手に杖を使用する方には 70 〜 90 cm 程度の幅が，2 本杖の場合は 90 〜 120 cm 程度の幅

表 6-1　作業内容・用途に応じた建物空間の推奨照度

照度 (lx)	事務所および一般的な建物空間	教育施設	保健医療施設	図書館
2000				
1500				
1000			手術室／救護室	
750	事務室／設計室，製図室 役員室 玄関ホール（昼間）	美術学校 美術室 製図室		
500	集中監視 制御室 会議室	講義室 黒板 図書閲覧室	診察室 透析室 歯科－全般照明	開架書庫 閲覧エリア カウンター
300	受付 化粧室 エレベータホール	遊戯室，保育室 教室 体育館	病室－読書用照明 X線室 院長室	
200	書庫 更衣室 便所，洗面所	学生談話室 集会室，行動	待合室 廊下（昼間） 育児室，面会室	書庫
150	階段，エスカレータ 動く歩道			
100	休憩室 廊下／玄関ホール（夜間）		病室－全般照明	
75	屋内非常階段 [50]		廊下（夜間）[50] 廊下（深夜）[5]	

JIS Z9125：2023　屋内照明基準より抜粋.

が必要といわれています．また，白杖を使用する人は，周囲の障害物を探すために，自分を中心としてふり幅 120 cm が必要です．通常，誘導用ブロックを使用する場合，左右に 60 cm を含めた 150 cm 程度の幅，盲導犬を随行している場合は最低 90 cm 程度，ベビーカーの人は 40〜50 cm の幅が必要となります．特に主要な通路はさまざまな人が通りやすい余裕のある幅に設定したいものです．また，通路の素材は，滑りにくく，つまずきにくい素材の使用を配慮します．また，雨滴やこぼした水などで滑り

やすくなる場合があるので注意が必要です．

6.5.3　いす(ソファ)

　待合室のいすは，患者さんの体調の変化や，さまざまな身体特性や運動能力の差異にも対応できるように配慮する必要があります．たとえば，「肘宛てがあるほうが立ち上がりやすい」「膝を曲げないで座れるいすが良い」「背もたれのある椅子が楽だ」「座面が低いと座れない」など座りやすい椅子の形状は患者の症状や待ち時間によっても異なります．画一的に同じ形状でなく，座面の高いいす，低いいす，ソファいす，テーブルいすなど，形態が異なるいすがあると患者が選択できて便利です．

　また，いすが可動式であれば，状況によって位置を変え通路幅を広くとることができます．ただし，患者自身で動かすことのできる可動式のもの(パイプいすなど)は，転倒などの危険があるので注意が必要です．必ず従事者が取り扱いましょう．

6.5.4　順番表示

　順番が来たことを知らせる方法として，名前を呼び出す以外に，あらかじめ番号を割り振り，音声案内や呼び出し番号をディスプレイで表示する設備も一般的になってきました．しかし，設備がない場合や，音や表示に気づかない場合もありますので，視覚や聴覚に障害のある患者には，順番

コラム

いつもの席で

　視覚障害の患者には，カウンターに近い，また，呼び出しが聞こえやすい席で，できれば毎回，同じ場所に座ってもらいましょう．全体のレイアウトもイメージしやすく，安心して待ってもらえます．杖歩行の患者や車いすの患者もカウンターに近い席は負担が少なくなります．周囲の方にも理解を求めて，みんなで心地よく過ごせる待合室の環境作りができれば理想的ですね．

が来たら席まで迎えに行くことを伝えると安心してお待ちいただけます. 聴覚に障害のある患者の場合は, カウンターに近いいすなら, 表情, 手招きでお知らせすることもできます.

　色弱の患者の場合は, 電光案内板で表示される数字や文字が赤で背景が黒だと混同して見にくい場合がありますので, 色弱疑似体験ツールを使用して, 色弱の人にも見やすい案内板かどうかを確認し, 見にくい場合は, 気づきにくい患者がいることを想定しましょう.

　誰でも, 待ち時間が長くなると, 不安になったりイライラしたりするものです. 「あと○○人目です」とお声かけするのも親切な配慮です. 昨今は, 自分の順番が近づくと LINE, メール, SMS などでスマートフォンに呼出通知が届くシステムもあります. 患者は, 待合で待つ必要がないので, 混雑や密を避けられるだけでなく, 待ち時間を有効活用することができます.

6.5.5　多目的トイレ

　さまざまな患者がゆっくりと安心してすごせる待合室であるためには, 多目的トイレは重要な設備です. 患者は, 健康上の問題から清潔な環境であることに敏感ですので, まず清潔な状態を維持することが大前提です. 以下, 視覚障害の人, 車いす使用の人, 内部障害の人などを中心に, 配慮すべきポイントをまとめました.

・音声案内・サイン・触知図

　男女別トイレや多目的トイレの場所を知らせる音声案内や, ピクトグラム, 点字や触知案内板が必要です (図 6-5). 案内板は, 弱視の患者も気づきやすく, また車いす使用者も見やすい高さに表示します. 音声案内は, トイレに入室すると, センサーで感知し, 和洋式の個室数, 手洗い場, エアータオル等の位置などを音声で自動再生するタイプや, 便房の個室内に設置し, 便座に座ると, 緊急呼び出しボタンと水洗ボタンの区別, 便座位置, トイレットペーパーの位置などを音声案内するタイプなどがあります.

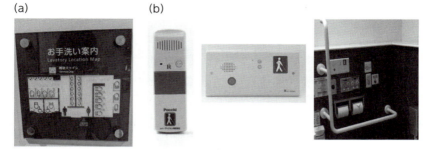

図 6-5 UD トイレの例
（a）神戸空港のファミリートイレ入り口での触知案内板，（b）レハ・ヴィジョン株式会社　音声情報案内装置（Pocchi/ポッチ）シリーズと設置写真．

・扉

　吊り式引き戸は，軽い力でも開閉できます．開くスペースが広く出入りが楽で，床に段差がないため，車いす使用者もスムーズに入室できます．大きなボタンに手をかざすと自動開閉する扉は，非接触で清潔です．

・手すり

　便座の両側に，トイレでの立ち座りや，車いすから移乗のため，水平と垂直に設定します．片方は介助者を考慮し可動式（跳ね上げ）で壁に収納で

コラム

「多機能」「多目的」から「機能分散型」へ

　2006年12月，バリアフリー法（高齢者，障害者などの移動の円滑化の促進に関する法律）で 2000 m^2 以上の建物には1つ以上のオストメイト対応トイレの設置が義務付けられるなど，増加した多機能トイレですが，誰でも使用できるような名称がついているため，利用者の集中が問題になっています．2021年のバリアフリー法の改正によって，今後，「高齢者障害者等用便房（バリアフリートイレ）」として，機能の分散化，個別機能を備えたトイレ（便房）の推進，案内表示を行うという見直しが行われ，本当に必要な人が利用できる環境作りが行われることになりました．

きるようになっています．便座に向かって左右どちら側の手すりを掴んで体を支えるかは，患者の障害によって違うため，手すりの形状が左右対称で2箇所あれば，選択でき便利です．大型の施設内であれば，フロアーごとに変更している場合もあります．

・荷物を置く場所

　両手が使えるように，荷物用のスペースや荷物用フックが必要です．高い位置だけでなく，低い位置にもあると，車いす使用者にも便利です．

・オストメイト対応設備

　排泄物を流せる洗浄台やストーマ装具を洗浄できる温水シャワー，荷物を置くカウンター，壁掛けフック，着替え台，大きなゴミ箱，鏡などが設置されています．

・ベビーキープ，おむつ替えシート，幼児用便器

　乳幼児連れの人には必須です．男女両方のトイレに設備があるところが増えてきました．

・杖ホルダー

　杖は壁に立てかけると倒れやすく，歩行が困難な人にとって倒れた杖を拾う姿勢はつらいものです．杖を専用のホルダーにかけておくと両手が自由に使え安全です（図6-6）．傘をかけておくこともできます．受付のカウンターにも設置しましょう．

6.5.6　小児と親子の患者対応

　乳幼児などの小児の患者が多い薬局では，安全性の確保が優先されます．感染症に対する感染防止策や衛生面，事故防止などの対策を講じなければなりません．低い位置からの視認性や操作性，子どもの人体寸法を配慮した設計など，子どもの運動機能を想定した安全性の確保に留意しましょう．

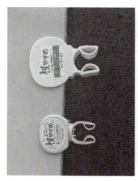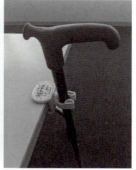

図 6-6　株式会社サンセイ　杖やすめ

また，ベビーカー利用への配慮，授乳室の設置の他，同伴者の性別に関係なく，子どもと一緒に入れる多目的トイレが必要です(図 6-7)．

一方，子どもたちが楽しく過ごせる工夫もしたいものです．医療機関の待合機能は，いわゆるテーマパークのような賑やかな楽しさではなく，自宅の居間のような温かい雰囲気が優先されます(図 6-8)．

子どもは親に見守られ，大人は子どもが遊ぶところ見て幸せを感じる，そのような家族が一緒にくつろげる空間が理想ではないでしょうか．安全への配慮例と楽しさの演出例を以下に示します．

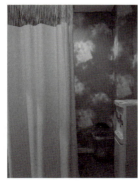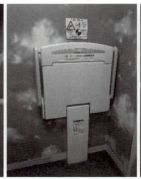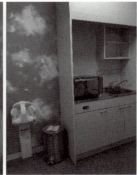

図 6-7　神戸空港内のベビールーム
授乳や温水が出でミルクを作れる設備．

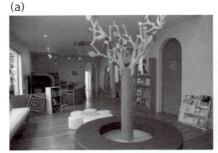 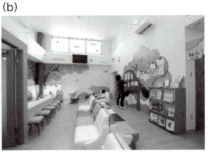

図 6-8　待合キッズコーナーの例
(a) たけなかこどもクリニック(福岡県)，(b) こどもクリニック中山医院(静岡県)．株式会社ボーネルンドドンドが設計した「待合キッズコーナー」実績紹介より．

【安全性への配慮例】
- 子どもが転倒しないように，段差の解消や滑りにくい素材を採用にする
- 転倒したときにも衝撃を吸収するクッションフロア，マットを使用する
- カウンターや棚などの角や出っ張りは角を丸くし，緩衝材を貼り付ける
- 誤飲する可能性のあるものは置かない(筆記用具のキャップなど)
- 子どもへの注意喚起や，保護者の見守りを促すポスターなどを掲示する

【楽しさの演出例】
- 絵本の世界，海や森など子どもが好きなものに見立てた空間
- 絵本や遊具で安全に遊べる空間
- 落ち着いてくつろげる静かな空間
- 自然光や自然を取り入れた空間

6.5.7　給水器やテレビ，雑誌，書籍の設置

　気軽に水分補給できる給水設備があると，その場で薬を飲みたい患者に便利です．また，夏場は患者の熱中症予防にもなります．水以外のお茶などの飲み物も提供できれば，待ち時間もホッとできるかもしれません．

　テレビの設置は，視聴したい人には待ち時間が短く感じられ，災害などの緊急情報が確認できる利点があります．音量調整に気を付け，字幕設定

をしておくといいでしょう．新聞，雑誌，書籍コーナーなどは，多くの患者が利用するので定期的に入れ替えたり，清掃したり，維持・管理が大切です．

6.5.8　市販薬などの物販コーナー

セルフメディテーションが注目される中，調剤薬局では，患者の薬歴や処方箋から得られる情報をもとに患者に最適な市販薬を提案できるという強みがあります．副作用などのリスクが高く薬剤師の対面による情報提供や指導が必要な要指導医薬品や第1類医薬品はもちろん，副作用のリスクが中程度の第2類医薬品や比較的副作用のリスクが低い第3類医薬品についても薬剤師が禁忌の確認や相談に乗ることで，患者さんはより安心して市販薬を購入することができます．

市販薬だけでなく，健康に関連する商品を品揃えすることで薬局の差別化を図り，患者満足を高められるのではないでしょうか．それぞれの薬局で受け入れ患者の傾向は異なりますので，患者とのコミュニケーションの中から商品の品ぞろえの方向性を決めるとよいでしょう．「ここでしか購入できないもの」にも取り組むことで，より患者との対話が進み，服薬アドヒアランスの向上，ひいては地域住民の健康増進に貢献できます．

コラム

陳列とPOPでわかりやすく

せっかく品揃えした良い商品も，棚に陳列しているだけでは目に留まりません．案内板やPOPで商品の効果や特徴を示す必要があります．お勧めの理由や品揃えした思いを端的に語る案内板やPOPは優秀な販売員と同じ役割を果たします．イラストやピクトグラムなども効果的です．白内障の人や弱視の人，色弱の人の見え方を意識して背景と文字の配色は明度差をつけ，UDフォントなども活用してください．

第6章　薬局のユニバーサルデザイン

【物販コーナーのテーマ例】
①服薬支援グッズ
②オストメイトのためのストーマケアグッズ
③介護食，栄養補助食品，嚥下食
④薬草・漢方関連商品

6.6　待合室（快適な環境）

　私たちは，その場の空気感やたたずまいやからさまざまなものを感じ取ります．多様な患者さんを迎える薬局の待合室として，どのような空気感が相応しいのでしょうか．たとえば，2017年ごろから注目されている北欧の「ヒュッゲ」という言葉があります．くつろいで快適な，リラックスしているが真面目な，暖かく人とのつながりが大切する…空間や時間のことで，的確に訳すのが難しいそうです．しかし，自然の中に静かな幸福感を見いだしてきた日本人には共感できる感覚のようです．「ヒュッゲ」をヒントに薬局の空間を考えてみましょう．

6.6.1　感染予防のための空調

　感染防止のための換気と最適な気温，湿度は，安全地帯のような環境で「ヒュッゲ」の安心できる空気感とも共通しています．厚生労働省令で定められている薬局の構造設備の基準には，換気が十分であること，かつ清潔であることが挙げられています．また一年を通して，適切な温度と湿度に保たれていることが快適性を高めます．「病院設備設計ガイドライン（空調設備編（HEAS-02-2022）」では，待合室の夏は気温26〜27℃，湿度50〜60%，冬は気温22〜24℃，湿度40〜50%と，一般の施設より夏は涼しく，冬は暖かい温度湿度設定となっています．しかし，実際にはエリアにおいても，また空調器具の機能，部屋の環境によっても室温は変わります．空調機器の設定温度ではなく，室温計で確認しながら，患者とスタッフにとって最適な室温を決めていくことも必要です．

6.6 待合室（快適な環境）

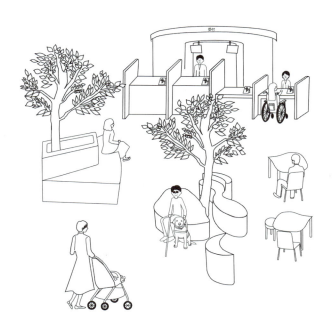

6.6.2　リラックスする香り

　昨今，香害（合成香料によって不快感や健康を害すること）にまつわる消費生活センターへの相談が増え，消費者庁が厚生労働省や関係各省と協力し啓発ポスターを用いて医療機関などへ注意喚起しています．香りの感じ方には個人差があり，自分にとって良い香りでも，不快に感じる人がいます．薬剤師など接客に従事する人は，自身が環境の一部であると意識し，着衣の香りや香水，体臭に気を付けることも基本マナーと心得ましょう．待合室も，全く無香空間にするのは難しいかもしれませんが，香りへの配慮は大切です．

　一方，香りにはストレスを緩和する効果があるともいわれています．たとえば「プルースト効果」を活用する方法もあります．

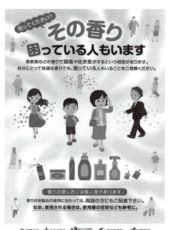

203

第6章　薬局のユニバーサルデザイン

記憶や感情と香りが無意識に結びつき，特定の香りを嗅ぐと思い出される現象です．日本人に馴染みの深いヒバやヒノキやスギなど自然の樹木を彷彿させる香りであれば，「森林浴」「森林セラピー」ともいわれるようにリラックス効果が期待できます．それも，良い「香り」がするというより，どことなく漂うような肌感覚の控え目な「薫り」が「ヒュッゲ」のようなくつろぎ感に近いのではないでしょうか．

6.6.3　自然を感じる音

　木々に遊ぶ小鳥の声に思わず耳を澄ませたり，川のせせらぎに癒されることがよくあります．都会の中でも人工の川や噴水をビルの中に環境デザインとして取り入れているところがあります．コンクリートの建物に囲まれていても，水のせせらぎや噴水の水音が聞こえると，ホッとしませんか．また，大きな施設では，ランドマークにもなります．待合室に BGM を流す場合は，神経を集中して聞くような音楽は向いていません．自然の中にある音や，環境音楽のように場と一体化するような音楽，音色や雰囲気を大事にした音楽などを音量に配慮して使用すれば，邪魔にならず穏やかに受け入れられるのではないでしょうか．

6.6.4　ヒュッゲ的な色彩環境と安全性

　「ヒュッゲ」には，暖かさや穏やかさ，そして楽しさの要素もあります．色彩にはイメージがあり，暖かさと穏やかさを感じるのは，暖色系の赤，オレンジ，黄で，やや明るく，落ち着きのある色調のトーン，たとえばペール，ライト，ライトグレイッシュ，ソフトなどのトーンです．これらの色彩で設計すれば，穏やかで前向きな気持ちになれる待合室になりそうです．

　ただ，これらのよく似たトーンのみでは，高齢者や白内障や弱視の人には識別しづらく，段差やものの位置関係が分かりにくい配色になってしまいます．壁と床，手すりと壁，ソファと床，いすと座面など，トーン（色調）差や明度差のある配色を部分的に取り入れることで立体的で安全な環境になります．また，「通路」と「待合エリア」の床を色で区別すると，「進行

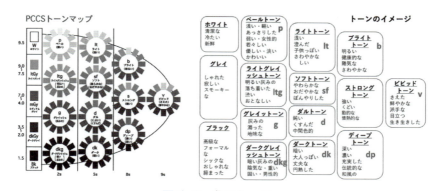

図 6-9　色のトーン
フルカラーの図を化学同人 HP に掲載.

する」と「待機する」が感覚的に理解され，エリアの区別がわかりやすくなります（図 6-9）．

一方，「ヒュッゲ」は家族や友達など人とのつながりも大切な要素のようです．待合室の環境も，無機質にならないように，観葉植物や，自然の風景や人とのつながりをテーマにしたシンプルなアート作品やなどがあると良いでしょう．

6.6.5　ぬくもりを感じるサービス

薬剤師も大切な環境の一部です．明るく親切な声かけや暖かな笑顔，わかりやすい案内や信頼できる服薬指導などが，薬局の「ヒュッゲ」を完成させる最後の 1 ピースであることを忘れてはなりません．

6.7　一部負担金の徴収

服薬指導の後に患者は薬剤を受け取り，一部負担金を支払います．現在，医療機関でも自動精算機や非接触のタッチ決済が広がっています．待ち時間短縮や，感染リスク低下の効果から，今後もさらに普及するでしょう．しかし，従来の金銭の手渡しがすべてなくなるわけではありません．また，自動精算機の使用にも支援が必要な場合があります．さまざまな障害のあ

第6章　薬局のユニバーサルデザイン

る人が，会計時にどのようなことに不便を感じているのかを理解して対応する必要があります．ただし，同じ障害でも個人によって求めるニーズが異なります．患者と一緒により良い対応を見つけていきましょう．

6.7.1　視覚に障害のある患者(現金の取り扱い)

　介助者がいる場合も，基本的には患者本人に対応しましょう．口頭で，「本日は 480 円です」などと，負担額をお知らせします．「内訳もお知らせしましょうか」と尋ね，求められたら詳細を伝えます．代金を受け取ったら，お金の種類ごとに口頭で確認します．
「百円玉で 4 枚，十円玉で 8 枚，480 円いただきました」
お釣りを出す場合も同様に種類別に確認しながらお返しします．
「五百円いただきましたので，十円玉 2 枚，20 円のお釣りです．こちらが領収書です」
お札がある場合は，お札から確認して返します．いずれも，直接，手に渡します．患者を急がせることなく，ゆっくりと対応しましょう．
　なお，視覚障害の人はお札の種類を微妙な横のサイズの違い（一万円札が 160 mm，五千円札が 156 mm，千円札が 150 mm）で区別しています．そのため，あえて五千円札を使用しない人もいます．お釣りに五千円札が入ってもよいか，千円札ばかりがよいか尋ねてから対応しましょう．また，自動支払機やキャッシュレス決済の場合，求められれば，カードやスマートフォンなどの使用をサポートしましょう．

6.7.2　加齢により色覚が変化した患者

　加齢や白内障により，金と銀の区別が難しくなると，五十円玉と五円玉の色が識別しづらくなります．高齢の患者さんが代金を出されたとき，混同していないか，気を付けましょう．また，加齢により小銭がつかみにくくなり，金銭授受に時間がかかる場合があります．急がせることなく，余裕をもって対応しましょう．

206

6.7.3 聴覚障害のある患者

　領収書を提示し，代金を確認してもらいます．文字が小さくて確認しにくい場合は筆談で紙やボードに書いて伝えます．あらかじめ，会話の内容が決まっていたら，変更するところを空白にし，その都度書き込めるようなコミュニケーションボードを用意しておくと，より効率的に伝えることができます．難聴の方には大きな声で話しかけましょう．
「本日のお支払い金額は○○○○円です」
「ありがとうございました．お大事に」
表情は明るく，口話，身振りや手振りを添えて，コミュニケーションしましょう．マスクをしていると表情を見たり読話したりできません．必要に応じてマスクを取って接客します．補聴器を付けている患者や聞こえにくい患者の場合は，同様に領収書を提示し，耳元の近くでゆっくりと話します．

6.7.4 肢体不自由の患者

　関節リウマチなど，関節に変形がある場合，レジでのお金の受け渡しがしづらい場合があります．カードやタッチ決済などキャッシュレスのほうが楽という人も少なくありません．現金で支払う場合は，声かけして，必要があれば釣銭を財布に入れるなど，望まれるサポートをしましょう．車いすを使用している患者は，レジカウンターと高さが合わない場合は，カウンターの外に出て同じ目線で対応します．希望があれば，金銭などを預かって対応することもあります．それぞれ，個人のニーズを確認しながら対応しましょう．

6.8　事前の情報提供

　薬局の UD は，患者が薬局に来店する前から始まっているといっても過言ではありません．患者の身体能力はさまざまで，薬局に求める機能も異なります．「薬局機能情報」や薬局の HP などで，設備や可能なサービスについて告知しておきましょう．たとえば，最寄り駅から薬局まで，車

いすや杖を使用している人や視覚障害の人が安全に，最短で来られるバリアフリーの経路の案内図，さまざまな障害者へのハード面・ソフト面の支援内容，UD対応できていない設備がある場合は，人的サービスとして補完できること，問診票のダウンロード機能の有無など，可能なサービスを明記しておきましょう．

また，日々進化する通信技術を活用したサービスは誰にとっても便利なものです．今はまだ解決されていない課題をブレイクスルーする技術が明日にも提供されるかもしれません．新情報へのアンテナを巡らし，少しでも患者が便利になるサービスを取り入れ，提供することも大切です．

一方で，新しい機器やシステムに馴染まない患者の存在も忘れてはいけません．特に高齢患者の場合は，対応が困難で不安を感じる場合もあります．従来の対応と並行して取り組みましょう．デジタルなサービスとアナログなサービス，両方の良いところを患者や場面に応じて臨機応変に使い分けることもユニバーサルサービスといえます．

以下に，患者の立場で，事前に入手したい情報を考えてみました．

すべての患者
・電子処方箋，オンライン服薬指導の有無
・薬配送サービスの有無
・ICTで対応できるサービスの種類と使用方法
・セルフレジなどのキャッシュレス決済の有無
・駐車場の有無
・混雑具合やその対策の有無
・多機能トイレの有無
・ドライブスルーカウンターの有無

肢体不自由な患者
・薬局までの安全で最短のルート（エレベータ，スロープ，段差などの有無）
・車いす専用駐車場の有無や台数

- スロープの有無
- 通路の広さ
- 車いすカウンターの有無
- 多機能トイレの有無
- いすやソファの種類

視覚障害の患者
- 薬局までの安全で最短のルート(誘導ブロック，音声案内などの有無)
- 薬局内外の誘導ブロックや音声案内の有無
- 入口におけるインフォメーション対応の有無
- 点字，触知シール，音声コードによる処方薬の識別サービスの有無
- 支援するツール(拡大鏡やルーペなど)の準備
- カラー UD への配慮(弱視や白内障)
- 多目的トイレ内の音声案内
- タッチ決済など決済方法の種類と支援の有無

聴覚障害の患者
- メールや Fax で問い合わせの可否
- 筆談での対応
- 手話が堪能なスタッフの有無
- イラストボードなどコミュニケーションツールの有無
- 画面を示しての解説
- そのほか対応できるコミュニケーションサービス
- 順番表示システムなどの整備
- ピクトグラムなどの図記号を用いた案内図
- セルフレジの有無

内部障害の人
- 多機能トイレ内のオストメイト用設備の内容（汚物流しや温水シャワー

などの設備の有無）
・空気清浄器などによる清潔な環境
・いすやソファの快適な待合環境
・水・温水サーバーの有無
・プライバシー確保への配慮

知的障害・精神障害のある人
・待合室の環境
・水・温水サーバーの有無
・カームダウンスペースの有無
・わかりやすい案内表示の配慮
・受付などの人的サポート

乳幼児連れの患者
・子ども用トイレの有無
・ベビーチェア，おむつ替えシートの有無
・授乳室の有無
・子ども用待合コーナー（飽きずに待てるような楽しい工夫や安全面への
　配慮）

外国人患者
・英語，中国語，韓国語など，対応できる言語と対応方法
・プレイヤールーム（祈とう室）の有無

　事前情報を提供していても，調べることなく直接来局する患者が多いのも現状です．障害をもつ患者のニーズに対し，どうしても現状の設備や人的対応で補完できないことがある場合も，一方的にお断りすることは避けなければなりません．合理的配慮の提供にあたっては，障害のある人との間の「建設的対話」を通じて相互理解を深め，ともに対応案を検討してい

くことが重要であるといわれています．相手の立場に立って共感し，可能な解決策を双方で見つける努力を日々の業務の中で行うことがユニバーサルサービスの実践といえるのではないでしょうか．そして，その積み重ねが共生社会の実現へと繋がります．

　薬剤師のユニバーサルサービスの実践は，障害のある人はもちろん，薬局に訪れているすべての人にとっても，気持ちの良いものです．また，薬剤師だけでなく薬局で働くスタッフ全員にも UD マインドを醸成します．薬局の UD は，周辺の店舗や地域にも波及していきます．薬局が地域共生社会づくりに向けて，率先して中心的な役割を果たすためにも，ハード面，ソフト面の両面から取り組んでいく意義があります．

おわりに

　「どこでも，誰でも，自由に，使いやすく」という UD の思想のもと，東京 2020 大会の開催決定を契機に，「共生社会」の実現を目指し，全国における交通施設，建築施設のバリアフリー化がハード面とソフト面の両輪から見直されることになりました．そして，行政，学校，事業者，地域などにおいても，一体的，連続的にそれぞれの分野で「心のバリアフリー」への取り組みが強化されています．今後も国民一人ひとりがこれまで以上に，高齢者，障害者をはじめさまざまな人が分け隔てなく尊重され，支え合い，個性を発揮して暮らしていける社会になるために，何ができるかを意識し，共生社会の一員として取り組む必要があります．

　このような社会変化の中で，薬剤師に期待される内容も変化しつつあります．その一つが「地域共生社会」の担い手としての UD への理解と実践だと考えます．医療機関の設備や環境でバリアフリー化が進んでいることがあまりにも当然であるために，「なぜ，そのような設備や環境になっているのか」「どのような患者の，どのようなニーズに対応している設備なのか」など，従事する医療人やスタッフが見過していることがあるかもしれません．もし，その背景にある理想や目指している「共生社会の実現」を意識できていないとすれば，素晴らしい設備や環境を活用しきれない，また，維持・管理ができない可能性があります．不特定多数の患者が利用する薬局で，薬剤師がさまざまな利用者の視点や身体特性を理解し，接遇することによって，対物から対人へのシフトチェンジが進んでいくのではないでしょうか．

　本書では，UD 誕生の背景から日本における発展，さまざまな障害についての基本的知識と困り事やサポートの方法，さらに服薬場面や薬局での困り事に対するハード面，ソフト面での支援を解説してきました．UD に

おわりに

取り組むさまざまな人たちの思いをできるだけ多く伝えようと，具体的な事例や，関連する情報，過去から最新の商品情報も盛り込みました．そのため「薬局にここまで必要かな」と感じられたかもしれません．また「理想的すぎる」と思われたかもしれません．しかし，時代は急スピードで進んでいます．ICT 化が進み，10 年後と思っていたことが，2，3 年後に実現する時代です．今は理想でも明日は現実になっているかもしれません．

一方，現代社会でダイバーシティ化が進み，人々の価値観やライフスタイルもますます多様化しています．また少子高齢化の中で一人ひとりが自分らしく社会参加することが重要視され，対人業務はいっそう重要になります．薬局の役割がどう変化していくかは，個々の薬剤師の思いが形作るものだと思います．本書を手に取っていただいたみなさんが，柔軟な発想と先取り精神，UD マインドで未来の薬局を切り開いていくことを応援しています．

2024 年 12 月　　　　　　　　　　　　　　　　　　　　　　　　筆者

■著者紹介

石崎真紀子（いしざき　まきこ）

兵庫医科大学薬学部非常勤講師

1982 年　関西学院大学文学部卒

2011 年　大阪教育大学大学院健康科学専攻学術修士取得

大学卒業後 2000 年まで株式会社近鉄百貨店で商品開発担当，大学院修了後 2021 年まで LLC オフィスカラム代表．2008 年より兵庫医療大学（2022 年兵庫医科大学に統合），神戸芸術工科大学などでユニバーサルデザインの研究と教育に取り組む．

専門は，ユニバーサルデザイン，カラーユニバーサルデザイン．

前田初男（まえだ　はつお）

兵庫医科大学薬学部教授

1983 年　大阪大学薬学部卒

1985 年　大阪大学大学院薬学研究科博士前期課程修了

1988 年　大阪大学大学院薬学研究科博士後期課程修了

その後，米国ミネソタ州立大学 Research Associate，大阪大学薬学部助手，同大学大学院薬学研究科助教授，兵庫医療大学薬学部教授を経て，2022 年から現職．

専門は，バイオイメージング，ユニバーサルデザイン．

薬学生・薬剤師のためのユニバーサルデザイン入門
―共生社会の実現に向けて―

2024 年 12 月 31 日　第 1 版　第 1 刷　発行

著　　者	石崎　真紀子
	前田　初男
発行者	曽根　良介
編集担当	大林　史彦
発行所	（株）化学同人

〒600-8074 京都市下京区仏光寺通柳馬場西入ル
編　集　部　TEL 075-352-3711　FAX 075-352-0371
企画販売部　TEL 075-352-3373　FAX 075-351-8301
振　替　01010-7-5702
e-mail　webmaster@kagakudojin.co.jp
URL　https://www.kagakudojin.co.jp
印刷・製本　西濃印刷（株）

検印廃止

JCOPY〈出版者著作権管理機構委託出版物〉
本書の無断複写は著作権法上での例外を除き禁じられています．複写される場合は，そのつど事前に，出版者著作権管理機構（電話 03-5244-5088，FAX 03-5244-5089，e-mail: info@jcopy.or.jp）の許諾を得てください．

本書のコピー，スキャン，デジタル化などの無断複製は著作権法上での例外を除き禁じられています．本書を代行業者などの第三者に依頼してスキャンやデジタル化することは，たとえ個人や家庭内の利用でも著作権法違反です．

乱丁・落丁本は送料小社負担にてお取りかえします．

Printed in Japan　©M. Ishizaki, H. Maeda 2024
無断転載・複製を禁ず

ISBN978-4-7598-2390-5